中医养生全书

中医食物养生

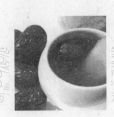

总主编　陈涤平

主　编　陈涤平

副主编　卞尧尧　房玉玲

　　　　高　雨　杨丽丽

东南大学出版社
SOUTHEAST UNIVERSITY PRESS
·南京·

内 容 提 要

"民以食为天","药补不如食补",合理饮食祛病延年,饮食不当则不利健康,甚至生病,可见"吃"很重要。一日三餐吃什么,怎样吃,何时吃才算合理、科学,本书就会给你答案。本书在介绍中医食物养身道理的基础上,重点介绍食物养生的功效和66个养生菜谱。本书由著名专家编写,有一定的权威性,内容丰富,图为并茂,通俗易懂,实用性强。

本书可供各类人员阅读,也可作为健康保健师的培训教材。

图书在版编目(CIP)数据

中医养生全书 / 陈涤平主编. —南京 : 东南大学
出版社,2014.11
　　ISBN 978-7-5641-5232-1

　　Ⅰ.①中… Ⅱ.①陈… Ⅲ.①养生(中医)—基本知
识 Ⅳ.①R212

中国版本图书馆 CIP 数据核字(2014)第 229472 号

中医养生全书——中医食物养生

出版发行	东南大学出版社	
出 版 人	江建中	
社　　址	南京市四牌楼 2 号	
邮　　编	210096	
经　　销	江苏省新华书店	
印　　刷	常州市武进第三印刷有限公司	
开　　本	700 mm×1 000 mm　1/16	
印　　张	48.75	
字　　数	651 千字	
版　　次	2014 年 11 月第 1 版　2014 年 11 月第 1 次印刷	
书　　号	ISBN 978-7-5641-5232-1	
定　　价	109.00 元	

* 本社图书若有印装质量问题,请直接与营销部联系,电话:025—83791830。

《中医养生全书》编委会

主　任：陈涤平

副主任：曾　莉　李文林　陈仁寿　顾一煌

编委会成员（按姓氏笔画为序）

丁　娟　王亚丽　卞尧尧　王伟佳

冯全服　张　云　李文林　陈仁寿

李志刚　杨丽丽　张娅萍　陈涤平

杨　斓　房玉玲　顾一煌　高　雨

程　茜　曾　莉　曾　燕

该书是国家中医药管理局"中医药预防保健服务能力提升工程"项目资助成果之一；

该书是江苏省人民政府、国家中医药管理局共建南京中医药大学健康养生研究中心一期项目及江苏省中医药管理局资助项目建设成果之一；

该书是南京中医药大学中医养生学科（国家中医药管理局重点学科）建设成果之一。

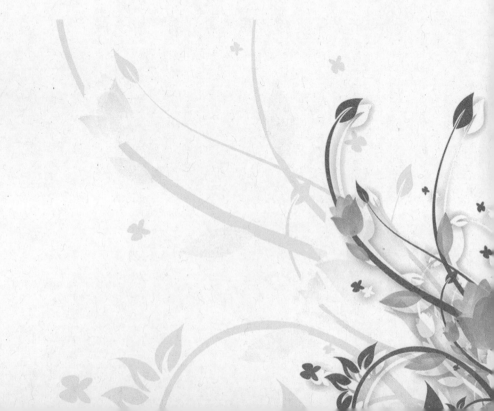

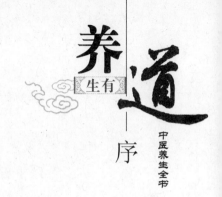

在漫长的人类历史发展过程中，健康与长寿一直是人们向往和追求的美好愿望。中国最早的一部诗歌总集《诗经》就已经频频出现"万寿无疆"、"绥我眉寿"、"寿考维祺"等祝辞式诗句。健康的身体是人类一切活动的动力源泉，所谓"天覆地载，万物悉备，莫贵于人"。如今，随着世界经济、文化、环境的变化以及世界人口老龄化的发展，人们对健康与长寿的渴求更加强烈。世界卫生组织提出"21世纪人人享有健康"全球卫生战略，也已把健康作为一项人权着重强调。那么，如何才能达到"身体、精神及社会生活中的完美状态"呢？数千年的中医养生文化以其独特的理论体系与丰富的临床经验为我们提供了可资汲取的宝贵经验。

目前，社会上掀起了一波又一波的"养生热"，养生类书籍更是琳琅满目、林林总总，"中医世家"、"医学博士"等成为这类养生书籍的卖点。社会上流行的"养生热"，把养生或等同于食疗，或等同于按摩，不一而足。更有甚者，名为"中医养生"，而实际上和中医毫不相干。这一社会现象一方面使得"养生"与"中医"概念混淆，对传统中医文化产生了或多或少的不利影响。另一方面，恰恰体现出了将传统中医养生文化发扬光大的重要性与迫切性。所谓中医养生是指在中医理论指导下，探索和研究中国传统的颐养身心、增进健康、减少疾病、延年益寿的理论和方法，并用这种理论和方法指导人们保健

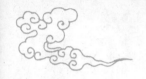

活动的实用科学。《素问·四气调神大论》曰："圣人不治已病治未病，不治已乱治未乱。""治未病"的实质就是"人人享有健康"，具有非常强烈的现代预防医学意味。以中医养生文化的"治未病"观念为核心，可以有效地提高人类的健康水平，有利于弘扬传统文化，符合当今世界医学的发展趋势。

"形而上者谓之道，形而下者谓之器"，《中医养生全书》以"中医养生之道"为中心，以中医养生理论为指导，突破了其他中医养生书只重视养生方法的局限。本书分为中医运动养生、中医药物养生、中医食物养生、中医经络养生、中医情志养生与中医美容养颜等6个分册，全面、系统、准确地阐述中医养生理论与方法。本书的编者深谙中医养生理论精髓，在编写上颇具匠心，语言表述极为规范。基于实用的目的，本书对中医养生的深邃理论、古奥的名词术语均以科普的形式予以通俗化处理，简单易懂，可操作性强。在内容编排上附有相应的精美插图，使读者在获得养生防病知识的同时，又获得了视觉上的美好享受。本书正本清源地向读者展示了中医养生文化的博大精深，可以"原汁原味"地满足广大读者对中医养生理论与方法的渴求。总而言之，本书科学、安全、有效的中医养生理论与方法必将进一步推动"中医热"的真正实现，为中医养生文化的传播起到促进作用。

"我命在我不在天"，人们的健康掌握在自己手里，《中医养生全书》就是为读者实现生命的自我管理提供了科学而有效的理论与方法。

阎仲璞

2014 年 8 月

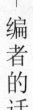

养生有道 中医养生全书

编者的话

中医养生学内容博大精深。它的理论与实践无不凝聚着中国式的哲学思维,渗透着天道与人道统一的观念。实践表明,中医养生学对于现代疾病的预防与已病防变方面显示出了巨大的优势。本书对中医养生之道、中医养生之法都作了细致入微的阐释,意求立体地呈现出中医养生文化的内涵与方法。

本书共分为六分册,包括中医运动养生、中医药物养生、中医食物养生、中医经络养生、中医情志养生与中医美容养颜。本书总主编为陈涤平教授,各分册主编、副主编如下:

《中医运动养生》主编陈涤平,副主编李文林、丁娟、王亚丽、李志刚。

《中医药物养生》主编曾莉、卞尧尧,副主编李文林、房玉玲、冯全服。

《中医食物养生》主编陈涤平,副主编卞尧尧、房玉玲、高雨、杨丽丽。

《中医经络养生》主编顾一煌、张云,副主编王伟佳、张娅萍、程茜、杨丽丽。

《中医情志养生》主编陈仁寿、高雨,副主编卞尧尧、张云、杨斓。

《中医美容养颜》主编李文林、程茜,副主编房玉玲、曾燕、高雨。

本书6个分册既有统一的风格,又保持了各自的特色。在本书的编写过程中,编者们尽了很大的努力,但是仍然不免有某些失误与欠缺,期望广大读者见谅。

另外,《中医养生全书》的出版问世,得到国家中医药管理局中医健康养生重点学科的资助,是南京中医药大学中医健康养生学科建设的系列成果之一。

最后,在本书即将付梓之际,谨向热情支持与帮助的专家、学者们深致谢忱。

《中医养生全书》编委会
2014 年 8 月

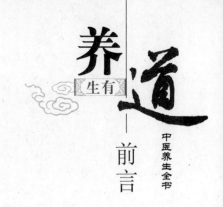

对于一切生命而言,食物都是最基本、最重要的需要之一,正如《汉书》所言"民以食为天"。然而在古老的"药食同源"理论的影响下,中国人的观念里认为食物不仅可以充饥,而且可以补养身体,延年益寿。随着社会的进步,人们对自身的健康更为关注,日常食物与健康密切相关。世界卫生组织曾提出健康的四大基石:合理膳食、适量运动、戒烟限酒、心理平衡。由此可见,合理膳食是健康的重要环节。但如今,越来越多的科研结果表明,危害人类健康的大部分疾病是因饮食不当引起的。

"养生之道,莫先于食"。所谓的"食补",是指通过调整饮食来补养脏腑功能,促进身体健康和疾病的康复。但是在日常的饮食中,大多数人只注重食物的口味和方便,在营养、卫生、健康方面的考虑却不够周全。古人云:"安身之本,必资于食,不知食之宜节,不足以生存也。"合理的饮食,祛病延年,饮食不当,则不利于健康,甚至导致疾病。因此,一日三餐,看似简单,可是吃什么,怎样吃,何时吃,才能最大程度地保证营养和健康,如何进食才算合理、科学? 本书是在中医食物养生理论的基础上,结合现代医学原理加以综合分析,深入地阐述了中医食物养生观,介绍了寻常食物的养生功效。希望书中的内容可以为读者的日常生活及健康长寿带来收益。

遵循合理的饮食法则,享受健康的人生!

编　者
2014 年 8 月

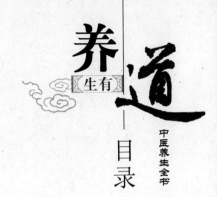

养生有道

中医养生全书

目录

第一章　中医食物养生观　/1

整体观念　/1

中和思维　/2

取象思维　/3

顺势思维　/4

第二章　中医对食物养生的认识　/6

儒家养生　/6

食不厌精,脍不厌细　/6

八不食　/7

食不语　/8

适当喝酒　/9

粗茶淡饭　/9

道家养生　/10

饮食有节　/10

多食果蔬　/11

五禁三厌　/11

辟谷　/12

佛家养生　/13

素食观　/13

节食　/14

戒酒喝茶　/15

调和五脏　/16

五味养五脏　/17

五色养五脏　/17

重视脾胃　/19

因时制宜　/21

春季食物养生　/21

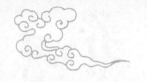

夏季食物养生 /22

秋季食物养生 /23

冬季食物养生 /24

因人制宜 /25

体质膳食养生 /25

女性养生 /32

小儿养生 /34

老年养生 /35

因地制宜 /37

地域环境对人体的影响 /38

地域性饮食养生特点 /39

第三章 食物的四性和五味 /41

食物的四性 /41

谷类食物 /42

肉类食物 /43

果类食物 /43

菜类食物 /43

其他食物 /44

食物的五味 /44

第四章 养生菜肴 /46

果品类 /46

瓜皮汤 /46

葡萄姜汁饮 /47

川贝雪梨 /47

冰糖桃子 /48

石榴山楂汁 /49

米酒樱桃 /49

生姜柿饼 /50

山楂荷叶饮 /51

橘皮饮 /51

冰镇香蕉 /52

荔枝红枣饮 /53

菠萝茅根饮 /54

甘蔗饮 /54

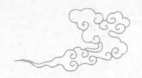

冰糖桑葚 /55

花生通乳汤 /56

蜜炒南瓜子 /56

蜜汁枇杷 /57

梅枣杏仁饼 /57

阿胶大枣 /58

白果莲肉粥 /59

核桃仁鸡丁 /59

蔬菜类 /60

韭菜爆虾 /60

葱姜茶 /61

大蒜炖乌鱼 /62

芫荽皮蛋粥 /63

生姜红枣茶 /64

萝卜炖羊肉 /65

胡萝卜炖牛肉 /65

上汤白菜 /66

芹菜炒鱿鱼 /67

菠菜猪肝汤 /68

苋菜豆腐羹 /69

荠菜枯草汤 /70

竹笋鲫鱼汤 /71

枸杞土豆泥 /72

豆豉鲮鱼茄子煲 /73

蒜拍黄瓜 /74

枸杞丝瓜 /75

咸蛋焗南瓜 /75

紫薯苦瓜圈 /76

木耳山药炒虾球 /77

薏米莲子银耳羹 /78

香菇枸杞酿蛋 /79

蘑菇炖仔鸡 /80

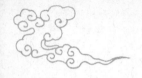

肉品类 /81

鸡肉 /81

冬菇圆肉乌鸡汤 /81

姜焖可乐鸡翅 /82

当归黄芪炖鸡汤 /82

【附】鸡蛋 /83

鸭肉 /83

石斛竹笋老鸭煲 /83

人参虫草鸭 /84

鹅肉 /84

沙参玉竹鹅肉汤 /84

补中益气鹅肉煲 /85

羊肉 /85

首乌羊肉煲 /85

当归生姜羊肉汤 /86

猪肉 /86

芪汁冰糖猪蹄 /86

杞菊冬瓜排骨汤 /87

其他类 /87

龙井虾仁 /87

天麻鱼头汤 /88

谷豆类 /89

红薯黑米粥 /89

百合松仁玉米 /90

大麦山药粥 /91

荞麦薏米羹 /91

芝麻核桃仁 /92

黄豆丹参蜜汁 /93

绿豆薏米汤 /94

陈皮赤豆沙 /95

莲子龟苓膏 /96

主要参考文献 /98

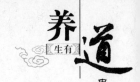

第一章 中医食物养生观

　　在中医基础理论指导下的饮食养生也称为中医饮食保健,或者中医食养学。它是在中医基础理论指导下,研究人类通过摄取食物,以满足机体正常生命活动所需要的营养物质,并达到防治疾病目的的一门医疗与养生相结合的实用性较强的一门科学。其研究的主要内容包括各个年龄阶段人群(如婴幼儿、孕产妇、老年)、不同职业人群等的饮食营养和养生以及病后体虚者的饮食营养康复等。通过研究正常人合理的饮食规律,使生命活动的营养物质基础得到保证,能量消耗得到合理的补充,最终使各类人群的饮食都能达到防病强身、增强体质的目的。

整体观念

　　中医学的理论体系是经过长期的临床实践,在唯物论和辩证法思想指导下,逐步形成的,它来源于实践,反过来又指导实践。整体观是中医最重要、也是最基本的特色之一,涉及中医辨证论治的各个方面。因此,整体观也成为中医饮食养生的基础思维方式,也是中医饮食养生的特点之一。人体正常的生理状态是依靠阴阳变化的动态相对平衡来维持的,一旦阴阳任何一方出现偏胜偏衰,都会导致机体发生病变。因此,饮食养生的关键和根本原则是调和阴阳。通过饮食调整人体阴阳的偏胜偏衰,使其变化趋于动态的平衡。阴阳偏盛之人,食养宜"泻其有余",以"寒者热之,热者寒之"为原则。即用寒性食物助阳热偏盛之人清泄阳热,用温热食物助阴寒偏盛之人温散阴寒。若为阴阳偏衰者,食养则宜"补其不足"。根据阴衰、阳衰、阴阳俱衰的不同,采用滋补养阴、温补助

1

阳及阴阳双补等不同的方法。如阴虚者宜食滋阴的食物,而阳虚者则宜适当进补温阳之品。饮食五味的精微物质经三焦化生为人体的气血津液,具有滋润、濡养五脏六腑、四肢百骸的作用,是维持人体生命活动的物质基础。不同食物均有自身的性味功能,对五脏及其所属组织器官产生不同的作用。《灵枢·五味论》有云:"五味各走其所喜。谷味酸,先走肝;谷味苦,先走心;谷味甘,先走脾;谷味辛,先走肺;谷味咸,先走肾。"由于五脏与五体的密切联系,五味通过五脏进一步作用于相应的五体。如《灵枢·九针论》言:"酸走筋,辛走气,苦走血,咸走骨,甘走肉。"可见,饮食物可通过自身属性来调节人体的整体功能。当五体不适时,又可通过食物的五味来加以调节,因而《灵枢·九针论》云:"病在筋无食酸;病在气无食辛;病在骨无食咸;病在血无食苦;病在肉无食甘。"《素问·六节脏象论》曰:"天食人以五气,地食人以五味。"人之所生,离不开饮食,饮食是人与自然界接触最密切的因素之一。因此,饮食营养应顺应自然界的变化,"因时制宜、因地制宜",这也是传统医学"天人相应"的整体观念在饮食养生中的具体体现。随着气候温热寒凉的变化,饮食的种类及寒热性质应适当变化,遵循"用寒远寒,用凉远凉,用温远温,用热远热,食宜同法"(《素问·六元正纪大论》)。

中和思维

中医学认为,中和是一切生命整体维持平衡稳定,从而生存延续的必要条件。如《素问·生气通天论》不仅认为人体自身须"阴平阳秘,精神乃至",而且主张只有真正做到"内外调和",才能保证人体"邪不能害",并提出"因而和之,是谓圣度"。因此,养生也以中和为最佳境界。从饮食养生的角度而言,即为饮食有节,不寒不热,五味调和。《管子·形势篇》言:"饮食节,则身利而寿命益,饮食不节,则形累而寿命损。"饮食有节,就是饮食要得当,既不能暴饮暴食,也应避免饥饿不足。虽饮食之量因人而异,总的原则为"适量"。过饥则"谷不入,半日则气衰,一日则气少矣"(《灵枢·五味篇第五十六》),过饱则"气增而久,夭之由也"

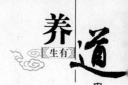

（《素问·至真要大论篇第七十四》），"饮食自倍，肠胃乃伤"（《素问·痹论篇第四十三》）。《老老恒言》有云："凡食总宜少而有益，脾胃磨运，易化精液。否则，极易之物，多食反致受伤。"可见适当少食，可调理脾胃，有助于脾胃对水谷精微的正常消化和转输；过量的饮食则使脾胃负担加重，反而有害机体正常生理功能。饮食寒热与人体脏腑功能活动有关，《灵枢·师传》指出："食饮者，热无灼灼，寒无沧沧。寒温中适，故气将持，乃不至邪僻也。"就是告诫人们饮食不可过寒过热。饮食寒热适中，才能为脾胃纳运水谷精微、化生气血提供必要的条件。由于饮食入胃，其气由经脉上肺，寒温不当不仅损伤脾胃，也易伤及于肺。鉴于此，《寿亲养老书》云："饮食太冷热，皆伤（脾胃）阴阳之和。"《灵枢·邪气脏腑病形》则言："形寒寒饮则伤肺。"《素问·生气通天论》指出："谨和五味，骨正筋柔，气血以流，腠理以密……长有天命"，告诫人们饮食和合的重要性。由于五味各有"所入"、"所走"，又有阴阳所偏，因而饮食五味必须比例协调，唯有"谨和五味"，使机体的五脏六腑功能冲和，阴阳气血平和，正气旺盛，才能保持"邪不可干"的健康状态。但若饮食五味失调，则可因其中一味或几味有所偏盛，而导致脏腑机能失调，正气受损，病邪乘虚而入，罹患疾病。正如《素问·五脏生成论》所言："多食咸，则脉凝泣而变色；多食苦，则皮槁而毛拔；多食辛，则筋急而爪枯；多食酸，则肉胝皱而唇揭；多食甘，则骨痛而发落。此五味之所伤也。"

取象思维

中国传统文化最具特色的思维方式是意象思维，即比类取象，中医亦不例外。中医饮食中"以形补形"的养生理论是中医乃至中国文化中重要的"取象比类"思维的延展，它是一种取于形象归于抽象再用于形象并辅以生活经验矫正的方法论。著名医学家李时珍的《本草纲目》有云："以胃治胃，以心归心，以血导血，以骨入骨，以髓补髓，以皮治皮"，可见，中医学中"以脏治脏"、"以类补类"的饮食养生原则是被广泛认同的。如核桃仁形状似脑，故补脑；豆类的形状似肾与睾丸，故补肾；杏仁形似心脏,故补心;百合形似肺,故补肺;芡实(鸡头米)形似乳房,故对妇女有补益作用。中医认为核桃和芝麻"补五脏,益气力,强筋骨,健脑髓"。现代研究发现,这两种食物不饱和脂肪酸含量很高,可提供亚油酸、亚麻酸等不饱和脂肪酸,提高脑功能。核桃中含有的维生素、卵磷脂对治疗失眠、松弛脑神经紧张及消除大脑疲劳效果也很好。不难看出,"以形补形"的理论也有其科学依据。中医养生学认为,"以形补形"的养生原则也要讲究辨证选服。如猪心含有丰富的蛋白质和钙、磷、铁、维生素等,能加强心肌营养,增加心肌收缩力,有补心安神的作用,民间药膳"朱砂炖猪心",就多用于治疗惊悸、心跳、心慌等症。补血选"肝"当以羊、猪、兔肝补血最佳,可用来治疗肝血不足引起的眩晕、夜盲症、目痛等症。补肺气可选用猪、羊、牛的肺脏:猪肺可清补肺经,适用于虚烦咳嗽、吐血、咯血,最好与青萝卜同煮服用;羊肺适合肺虚、小便不利,可与杏仁、柿霜、白蜜等同煮食用;牛肺适合肺虚气逆等症。因猪脑有补骨髓、益虚劳、滋肾、补脑的作用,可主治眩晕、偏头痛、神经衰弱等,与枸杞、天麻同用,效果显著。羊脑不仅可以补脑益髓,而且还适合于头痛长久不愈者食用。此外,人体有骨髓、脑髓、脊髓等三髓,一旦三髓的功能减弱或发生紊乱,则数病可发,诸如贫血、小儿智力发育迟缓、中老年人骨质疏松、月经不调、失眠、头痛等,所以日常人们不妨多吃髓类食品,以补脑益智,防止贫血、眩晕、头痛、失眠等症。

顺势思维

顺势思维指在分析和研究处理问题时,重视顺应自然之趋势以及事物的时序变化因素的思维方法。中医养生学认为,饮食养生必须顺应季节的变化、环境的不同、体质的差异实施"食养"的规律,切不可进行违反自然趋势或事物本性的活动。自然界由动植食物所构成的五味饮食,其变化不可胜数,人体五脏六腑对五味饮食也各有不同的亲和力,四季的变化强烈地影响着五脏对五味的摄取。春季阳气升发,万物始生,饮食应顺肝之性,辛甘微温,助益脾土。夏季阳热,饮食上应多用清凉甘淡之品,但不可恣食生冷。秋季饮食则顺应万物收敛之特点,注意防燥护阴,抑肺扶肝。冬季顺应阳气闭藏,万物收藏之势,饮食宜温热而忌寒凉。诚如《灵枢·行针第六十七》指出:"百姓之血气各不同形。"男女生理特点各异,老少生理状况和气血阴阳盛衰亦不同,故饮食养生当顺应不同人的不同体质需要,结合食物的四气五味特性来加以确定,因人制宜。如体胖之人,多属痰湿体质,宜食清淡、含纤维素多的食物,如黄瓜、冬瓜、芹菜等,少食肥甘油腻之品,以防其碍脾之运化而助湿生痰。体瘦之人,多有虚火,宜多食粥、汤、牛奶等甘润生津的食物,少食辛辣温燥之品,以防其伤阴津,烹调时也要少放调料。阳虚体质的人,宜选择莲子、大蒜、韭菜等温热的食物,根据"春夏养阳"的原则于夏日三伏亦可食用狗肉或羊肉。阳盛实热之人,则宜寒凉清热之饮食,如鸭肉、绿豆、香蕉等,勿多食黄鳝、大葱、龙眼等物,以防助火生热。《素问·阴阳应象大论篇第五》云:"东方生风……南方生热……中央生湿……西方生燥……北方生寒……"《素问·五常政大论》也说"天不足西北,左(北方)寒而右(西方)凉,地不满东南,右(南方)热而左(东方)温。"可见东南西北中地域不同,天时地气亦有差别。饮食养生则应顺应地理环境的不同、气候寒热温凉的区别而因地制宜——西北地势高,阳热之气不足,气候寒冷,饮食宜辛辣温热;东南地势低,阴寒之气缺乏,气候温热,饮食宜甘淡寒凉。此外,对于矿山开采、隧道挖掘、陶瓷生产等特殊工作环境,还应常食黑木耳、荸荠、蘑菇等食物消除尘毒,以预防"矽肺"等职业病。中医饮食养生源远流长,具有益寿延年的实用价值,是中医百花园中的一朵奇葩。

第二章 中医对食物养生的认识

儒家养生

饮食养生，也就是利用食物不同的性能（比如寒、热、温、凉等），根据不同的气候、不同地域、不同的人，补充机体所必需的营养物质，吃出营养，吃出健康，并且用来防治疾病。

对于一切生命来讲，饮食都是最基本，也是最重要的需要之一。古人云，“民以食为天”。随着社会的进步，物质供给富足，并多样化。人们对食物的要求，不仅仅指果腹用的食物，而是对食物有了更高的要求，在中医基础理论的指导下，应运而生了一门新的科学，饮食养生，或者称为中医食疗学，确切地来讲，也就是在中医基础理论的指导下，研究食物的性能、食物与健康的关系，并利用食物维护健康、防治疾病的一门科学，也可以称为饮食保健。在我国，饮食养生有着悠久的历史，无论儒释道各家，均有各自鲜明的养生理念。

✻ 食不厌精，脍不厌细

从字面上解释，吃的食物越精致越好，烹饪加工食物越精细越好。实际上这是一种对生活的理想和追求。孔子生活在春秋战国时期，也是中国饮食文化初级阶段，以当时的食物结构、烹饪方法、饮食习惯以及风格来看，饮食还是低级的，甚至是粗糙的；以当时的文化特点来看，精神文化要重于物质文化，而在当时，老百姓是非常敬重鬼神的，在祈祷鬼神祖先的时候，都愿意将自己最好的食物拿来献祭，也是表达祭祀者尽仁、

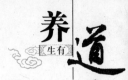

尽礼的意愿,于是,饮食与祭祀发生了密切的关系。对祭祀的要求,也就成了对饮食的要求,要用最好的、最精细的食物拿来做祭祀用,从而成就了"食不厌精,脍不厌细"饮食理念,而实际上是祭祀时食物准备的一个原则,也是一种表达自己尽"仁"尽"礼"的意愿。所以说,孔子的饮食思想是与祭祀相联系的,是建立在"礼"、"仁"的崇儒重道基础之上的。

❋ 八不食

"八不食",出自《论语·乡党第十》中。孔子主张"八不食",即:"食饐而餲,鱼馁而肉败,不食。色恶,不食。臭恶,不食。失饪,不食。不时,不食。割不正,不食。不得其酱,不食。沽酒市脯,不食。"杨伯峻在《论语》译注中解释:"粮食坏了变了有臭味,鱼和肉腐烂了,都不吃,食物变得颜色难看了,不吃。变得臭味难闻了,不吃。烹调坏了,不吃。不到该当吃食的时候,不吃。不是按一定的方法砍割的肉,不吃。没有一定的调味的酱醋,不吃。"八不食的饮食观点,以现在的医学理论来解释还是十分科学的。例如,粮食、鱼、肉等变了质,都不能吃。变质了的食物,不仅细菌超标,而且亚硝酸盐的含量也很高,不仅起不到强身健体的作用,还会有致癌的危险。臭鱼臭肉是不能吃的,那里面可能有肉毒碱菌产生的肉毒碱。那东西可是剧毒,吃了会中毒、会死人。"烹调不当"的食物也不能吃,如鱼、肉烧焦烤黑了,不能吃,根据现代医学理论,烧焦、烤焦的食物会产生一种叫苯并芘的致癌物,这些烤焦的鱼肉吃下去,会诱发癌症。世界卫生组织公布了历时3年的研究结果表明,吃烧烤等同吸烟的毒性。有研究表明,1个烤鸡腿等同于60支香烟的毒性。经常食用被苯并芘污染的烧烤食品,致癌物质会在体内蓄积,有诱发胃癌、肠癌的危险。

"不时不食"可以有两种解释。一是遵循自然规律,吃"时令果蔬"。违反自然规律长出的水果蔬菜,虽然可以丰富老百姓的菜篮子,但从口感以及营养上来讲,比时令水果有很多欠缺,比如大棚里出来的西红柿不酸,大棚里的西瓜草莓不甜。"不时不食"的另一种解释是一日三餐饮食定时。《吕氏春秋·尽数》载："食能以时，身必无灾。"无灾就是不生病。但许多现代人，尤其是年轻人，生活的压力很大，由于忙碌工作，不按时进食已经成为了一种常态，从而落下了一身病。有句话道明了现代人的一种状态，"今天损害健康赚钱，明天花钱买健康"。年轻时，不注重身体的健康，生活、饮食不规律，虽然赚了一部分钱，但是这些钱都是靠牺牲身体的健康换来的。人生没有回头路，不管你选择什么样的方式去生活，健康都是最重要的，有了健康才有生存的资本，你可以一无所有，但是绝对不能没有健康。

"割不正，不食"也有两种解释。《论语译注》解释为"不是按一定的方法砍割的肉，不吃"。要把肉割得或切得方方正正，才能吃。但这话解释起来有些牵强。另外一种解释认为，"割不正"等于来路不明的肉，不能吃。这种解释比较符合儒家的道德观。

❋ 食不语

孔子不仅对饮食养生十分重视，而且对"吃相"也不可忽视，此处的吃相，也就是吃饭的时候是不能说话的。虽然这个要求有些苛刻，但从现代医学来解释还是有一定的道理的。我们知道，气管上有一扇"活门"，叫会厌软骨。说话时"活门"会上下扇动，吃饭时说话，饭粒会乘"活门"扇动的机会溜进气管，使喉咙痒痒，咳嗽不止，严重会影响呼吸甚至窒息。人在吃饭的时候高谈阔论，对饮食养生会带来非常不利的后果，因为人在吞咽食物时，呼吸动作暂停，假使边说话边吃东西，则势必呼吸和吞咽食物同时进行，这样稍不小心，食物会误入气管或鼻腔内，引起呛咳、喷嚏、流泪等症状。如硬物（如豆粒之类）误入气管的话，对人的危害就更大了。同时，由于吃饭时大声说笑，会影响口腔的唾液分泌，这对食物的消化也会带来不利。吃饭的时候说话，会造成口腔中的食物咀嚼不糜烂而直接咽到胃中，引起胃任务加重，长久如此容易引起胃肠类疾病。因此，"食不语"还是有一定的科学道理的。

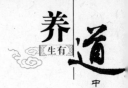

❋ 适当喝酒

《论语》中记有"唯酒无量,不及乱"之句,意为饮酒可以不限量,但却不能醉而乱性。《论语·子罕》还记录了这样一段对话:"子曰:'出则事公卿,入则事父兄,丧事不敢不勉,不为酒困,何有于我哉?'"在外侍奉国君和大臣,在家孝敬父母、兄长。丧事不敢不努力去操办,饮酒不被酒所醉,这些事对我来说能有什么困难呢?孔子的酒量很大,但他却主张饮酒要"适可而止"。饮酒要自我控制,适量而不为乱,乱就是失去常态,乱则影响健康。"酒少饮有益,多饮伤精神",也就是这个意思。古人所谓"酒过乱性""酒多损德""酒淫而亡身亡国"等警句,都是各种"酒醉"状态及其后果的经验与教训,如今"醉酒驾车"已经列入刑法,开始受到法律的制裁。

❋ 粗茶淡饭

孔子虽为鲁国的大司寇,掌管司法的长官,在当时社会肯定是"高薪"阶层了,但他仍主张"饭疏食、饮水、曲肱而枕之,乐亦在其中也",吃粗粮、喝开水,弯着胳膊当枕头。这是一种境界,虽说是一个乐趣,但实为主张勤俭节约的饮食之风,也是孔子"君子谋道不谋食"的饮食思想的体现。孔子能在春秋时期提出如此精辟的饮食养生之道,有益于身心健康,至今仍有一定的指导意义。

粗茶淡饭保健康。在如今的生活水平上,这句话更显得有价值。粗粮包含了小米、黄米、大麦、荞麦、玉米、高粱、青稞,黄豆、毛豆、蚕豆、绿豆、红小豆、豌豆、土豆、红薯、山药、栗子、菱角、花生米、芝麻等食物。此类食物具有丰富的营养,可以改善胃肠微生物菌落和产生低热量的生理功能。常吃粗粮具有以下很多好处,如:①可防治心脑血管疾病。粗粮所含的膳食纤维可与胆酸盐结合,减少其在肝肠内的循环,膳食纤维还可限制人体内胆固醇的生成、吸收,促进其排出体外。有些粗粮可预防、辅助治疗高血压、动脉粥样硬化等疾病,还可维护心血管系统的健康。②防治糖尿病。粗粮同样含有淀粉,但是人食入粗粮之后却不会引起血糖升高,同时粗粮中的膳食纤维还能改善人体的糖耐量,降低胆固醇,促进肠蠕动。③防止便秘,对糖尿病的康复有利。粗粮含有较多的膳食纤维素,经过人体代谢的作用,可以产生导泻的羟基化合物,促进肠蠕动,缩短粪便在肠内的停滞时间,使大便通畅。④减肥。粗粮的膳食纤维素可调整人体的消化吸收功能,延长食物在胃内的滞留时间,从而延缓营养物质的吸收。膳食纤维素可产生饱腹感,避免人摄入过多的热能、脂肪、碳水化合物,起到防治肥胖的作用。例如,玉米有很高的营养价值,又是很好的饱腹减肥食品,肥胖的人可经常食用。

儒家充分肯定食欲的客观性:“食色,性也,人之大欲存焉”(《孟子·告子上》),同时又要求有所节制,要合乎礼:“欲虽不可尽,求者犹近尽;欲虽不可尽,求可节也”(《荀子》);“养心莫善于寡欲”(《孟子》)。这些论述充分表明儒家的饮食观是节欲合礼型,讲求实际的饮食观。汉代以后随着儒家正统地位的确立,上述饮食观构成了我国饮食观念的主流。

道家养生

道家注重养生,认为人是禀天地之气而生,故应“先除欲以养精,后禁食以存命”,认为人的寿命由自身决定,可以通过饮食养生达到延年益寿的功效。道家在摄食养生过程中十分注重阴阳调和,饮食有节。道家对食用荤腥及辛辣刺激之食物都有所禁忌,以素食为主,多食水果,“日啖百果能成仙”。

自古而来,道家通行的饮食理论可总结为以下几个方面。

❋ 饮食有节

陶弘景的《养性延命录》提出这个理念。这个“节”字,说的是对质量、数量以及时间节点的把握。道教认为,饮以养阳,食以养阴。《澜俗颐生录》说:“食不欲苦饱,苦饱即伤心,伤心气短烦闷。”强调节制,不能吃太饱,不能吃太粗糙,也不能吃得太急,良好的饮食习惯是质量与数量的统一。另外要顺着自然的节律选择食物,丘处机在《摄生消息论》中说

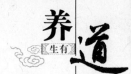

"当春之时，食味宜减酸益甘以养脾气"，"当夏之时，宜减苦增辛以养肺"，"当秋之时，饮食之味，宜减辛增酸以养肝气"，"当冬之时饮食之味，宜减酸增苦以养心气"。道家的饮食强调按照季节的变换而转换食物的五味：春天的时候多吃甘甜的东西，少吃酸的；夏天的时候吃些辛辣的，少吃苦的；秋天减辛辣的食物，而多吃酸味的；冬天就吃些苦味的，少吃酸味的。中医也讲一年四季每个季节都有各脏腑强盛和虚弱的分歧，在特定的时候，专对某一脏器有针对性的调理可以收到很好的养生效果。由于养生和食疗的结合，道家对中国传统医学的发展贡献良多。道家饮食养生的季节观、环境观，围绕着"天人合一"的原则，体现了人与外在条件互动变化的辩证思想。

❋ 多食果蔬

古时商品经济不发达，物质远不如现在丰富，那时提出要多食果蔬，少食荤腥是富有勇气和远见的。《遵生八笺》说："蔬食菜羹，欢然一饱，可以延年，一粥一菜，惜所从来，可以延年。"《笔麈》说："每三日一斋素，可以养生，可以养心。"可见，道家讲究素斋。

现在的研究也证明，素食可以促进新陈代谢。蔬菜中含有很多人体所需营养，还有抗衰老及抗癌作用。素食者血液偏于弱碱性，肌肉和身体不易疲劳，血液黏度低，血流顺畅，头脑就清醒。食肉者身体偏酸性，爱睡觉，心神不宁，血管壁胆固醇多，容易患高血压和心脏病。

❋ 五禁三厌

五禁也就是禁五荤，这个道家、佛家都讲究。五荤在道家来讲指的是韭、薤、蒜、芸薹、胡荽。这些东西都是辛臭之物，在道家看来，辛臭的东西一方面会伤及身体，一方面会增加邪念，令人发淫易怒，所以忌食。同时，道家主张五味淡泊，也就是不注重口味，食物不是为了满足口腹之欲，而是让人身轻体健。道家认为，不要贪恋于饭菜的口感，性味淡泊，才是养生之道。

道教"全真"和"正一"两大教派在饮食戒律上有所差异。全真道士食素，正一在非斋日可饮酒茹荤。孙思邈在《孙真人卫生歌》中说："雁有序兮犬有义，黑鲤朝北知臣礼，人无礼义反食之，天地神明终不喜。"雁、狗、黑鲤等在道家看来是暗含了人类社会伦理观念的东西，有道是：谓天厌雁，地厌狗，水厌乌鱼。雁有夫妇之伦，狗有扈主之谊，乌鱼有君臣忠敬之心，故不忍食。道教素食既体现了道教和慈善爱的精神，又暗合养生之道。

❈ 辟谷

辟谷，又称断谷、绝谷、休谷、却谷，是道家特有的一种修炼方法，即不食五谷和肉类，但并不是不吃任何东西，也不是绝食或不饮不食。辟谷也不同于一般的节食，通常要停止进食七天以上，并辅以其他的修炼方法。辟谷术起于先秦，大约与行气术同时。春秋时鲁国人单豹避世居深山，喝溪水，"不衣丝麻，不食五谷，行年七十，犹有童子之颜色"，是为史籍所载最早之辟谷实践者。《却谷食气篇》是气功服气辟谷名篇，专门研究介绍服气辟谷，大约成书于战国时代。该书是长沙马王堆三号西汉古墓出土帛书，书名是出土后命名的。书中说："去谷者食石韦。朔日食质，日加一节，旬五而止。至晦而复质，与月进退。为首重、足轻、体胗，则昀吹之，视利止。"意思是初行辟谷时往往产生头重脚轻四肢乏力的饥饿现象，须用"昀吹"食气法加以克服。

道教创立后，承袭此术。修习辟谷者，人才辈出。辟谷术被发扬光大，广为人知。诸书所载，归纳起来，辟谷的方法可分为服气辟谷与服药辟谷两大类。服气辟谷，即以服气与辟谷相配合，并以服气为基础，通过服气达到辟谷的目的。所谓服气也就是一种以气息吐纳为主，辅以导引、按摩的养生修炼方法。服药辟谷，即用服食药物以代替谷食。现代道家，继承先贤遗法，也有很多辟谷的理论与实践发展。研究发现适度的饥饿能使自主神经、内分泌和免疫系统受到冲击，然后通过机体生理内环境稳定功能的重新调整，提高人体承受生理负担的能力，使各种身心疾病得到改善。

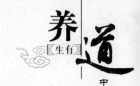

佛家养生

佛教自古印度传入中国,经长期传播与发展,形成了具有中国民族特色的中国佛教。要谈佛教的饮食观,必须先了解佛教的教义。佛经有一句话,"一切众生皆依食住"。住有生存、安住的意思,也就是说,一切众生必需依食而得以生存。佛教将食从生理和心理的角度又可分为段食、触食、思食、识食。段食就是我们日常为了满足人体对食物营养的需要而进行摄取的饮食。后三者则更多的是指精神层次方面的范畴。通过这种划分,将"食"的概念扩展到精神领域,认为一切能满足人的物质需要和精神需求的东西都可称为食,它直接增益着有情众生的现前生命,同时关系着未来生命的再创。佛教对四食的划分是出于修行的需要,是为了彻底解脱对"食"的渴求,但客观上深化和丰富了我国的饮食理论,实际上也是十分科学的。我们今天不也常把知识比作精神食粮吗!佛教认为食是众生生死症结的根本所在,若调适不当则不能与道相应。佛教作为一种宗教,有着庞大的僧团组织,为了修行自律、传教度人,释迦牟尼佛根据当时的环境和修行的需要,相应地制定了许多饮食仪轨和戒律,如托钵乞食制度、过午不食戒、断五辛、禁食各种动物之肉、酒戒等。概括起来,佛教的养生文化为素食养生、节食益寿、戒断烟酒,因此,佛教的饮食文化实际上是一种修行教化型的饮食文化,奉行中道哲学,既不自苦,也不纵食无度。

佛教宣传因果报应、生死轮回、力戒杀生。因为教规的缘故,形成了佛教独具特色的饮食理念。

❋ 素食观

早期佛教传入中国的时候,其戒律中并没有不许吃肉这一条。即便是现在,除了出家的僧徒以外,在家修行的居士也是根据自身情况选择少吃或不吃肉。即使吃肉,提倡吃三净肉,即不自己杀生、不叫他人杀生和未亲眼看见杀生的肉。而在我国西藏、内蒙古等地区,由于历史习惯、地域特征、气候特点等，蔬菜种植不易，不吃肉就难以维持生活，所以在这些地区的佛教徒一般是吃肉的，也是在特殊环境下的"开戒"。

反对吃肉，因为一切动物皆有情众生，而这些众生皆是我们上一世的父母，吃众生肉等同于吃父母之肉，尽管这些众生是过世的父母，但不论过去现在还是将来，儿女都应该恭敬孝养，吃他们的肉是对人类道德禁忌的极大践踏，也违反了人世间的良心规则。因此，佛教从这个角度来劝众生要食素，禁食肉。同时，又称"肉又是断大慈之种"，"若食酒肉，即同畜生豺狼禽兽，亦即具杀一切眷属"，罪过可谓大矣！

从现代的营养学角度来讲，吃素可能会使人营养不良，但又有人从人类的起源角度来分析素食是有一定的科学的。研究认为，人起源于灵长类动物，无论是牙齿还是胃肠道结构，都适合以素食为主。现代的文明病如高血压、冠心病、糖尿病、肿瘤以及过度肥胖等，均与饮食高糖、高脂、高盐等息息相关，而素食清淡、鲜美、营养丰富，不易伤脾胃，从这一角度来讲，食用素食还是有一定的益处的。许多僧人神清气爽、健康、长寿，少有现代文明病，也许与他们长期食素有一定的关系。

❋ 节食

佛教认为：清晨是天食时，即诸天的食时；午时是佛食时，即三世诸佛如法的食时；日暮是畜生食时；昏夜是鬼神食的时候。因此有了"过午不食"之说。所谓的过午不食，是佛陀为出家和尚制定的戒律。在律部中正确的说法叫"不非时食"。也就是说不能在规定许可以外的时间吃东西。这个时间就是在太阳到正中午后，一直到次日黎明，这段时间是不允许吃东西的。但是身体有特殊需要的除外（例如病人）。佛家认为，过午不食有很多好处，首先是食欲少，能减低男女爱欲之心，俗话说："饱暖思淫欲，饥寒发盗心。"可以让肠胃得到适当休息，身心轻安，易入禅定，有更充裕的时间可修行悟道等等。虽然过午不食对现代人来说是很残忍，但从健康养生的角度来讲还是有一定的科学道理的。有研究表明，人在吃饱后会分泌出一种液体，使人加快衰老；也有实验表明，无论是单细胞动物还是哺乳动物，如果减少营养供应，在正常饮食基础上减

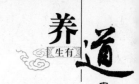

少 30%～40%，寿命将延长 30%～60%。就好比交通状况一样，虽然现在路比过去好，但交通却更拥堵，原因是车多了。我们的身体也是这样，当摄入过多的营养，各种问题就会暴露出来，使得整个系统效率下降。

中国古代总结出来："长寿之道，在于养生；养生之本，在于饮食；饮食之要，在于节食。"怎么节食，佛家讲究的"过午不食"或许能给我们一些启示，如果实在不行，晚上可以不吃主食，以稀粥代替也是一个不错的选择。

✻ 戒酒喝茶

佛教是反对饮酒的，无论在家、出家，戒律上都一律禁止饮用。戒酒为大、小乘共同的律制，出家、在家四众皆须恪守。戒酒为佛家五戒之一，即不饮酒，不杀生，不偷盗，不邪淫，不妄语，是为佛教徒所要遵守的五种基本行为准则。沉湎于酒有多种过失，如失财、生病、易生斗争、恶名流布、悉怒暴生、智慧日损，并且将酒譬喻为毒药，甚至有宁饮毒药不可饮酒的教诫。凡事也都是有两面，戒酒也是相对的。因为在佛家中，对于因为疾病而必须以酒为药，或饮，或含口中，或以酒涂疮，也是不犯戒的。

佛教禁止饮酒，但却对另一种饮料情有独钟，这种饮料，就是茶。

中国盛产茶叶，中国佛教与茶更是有着不解之缘。无论是修习禅定，还是修习止观，都需要修行者付出相当的努力，假如没有持之以恒的决心，是难以修成正果的。佛教的修行，对于修行者而言，在心力上有很高的要求，在体力上也有不小的消耗。以禅修为例，重视坐禅修行。坐禅讲究专注一境，静坐思维，而且必须保持跏趺而坐，不能卧床睡眠。即使心志再坚定、意志再强大，长时间的坐禅，难免会使人产生疲倦和睡眠的欲望。如何解决修行中解除疲劳的问题呢？于是佛教徒将目光转向茶。饮茶不违反戒律，又可以消除修行产生的疲劳提神醒脑，使人神清气爽，思维清晰，且具有生津止渴、消除疲劳的保健功效，于是乎，茶逐渐成为佛教徒最钟情的饮料。茶的保健作用也促进了茶在佛教徒中的流行。首先茶能帮助佛教徒集中精神修炼。茶能益思提神，如《神农本草经》说："茶叶苦,饮之使人益思,少卧,轻身,明目。"《神农食经》说："茶茗久服,令人有力悦志。"佛教提倡僧人在打坐的间隙饮茶,以休息和提神。佛教徒认为,茶具有"三德":坐禅时,通夜不眠,茶可以提神;吃饱腹胀时,茶能帮助消化,去除油腻;当性欲躁动时候,茶为"不发之药",具有抑制欲望的作用。现代医学研究表明,喝茶能使人记忆力变得更加集中和专注。因为茶叶中同时含有咖啡因和茶氨酸两种元素,作为茶叶中独有的成分,茶氨酸可以帮助饮茶者提神,而最近研究证明,茶氨酸同时还具有舒缓神经的作用,它和咖啡因协同作用时,能够让大脑保持清醒,可让饮茶者保持专注和集中精力。所以,佛教徒在修行时,假如精神涣散,心念无法集中,尤其是修习四禅八定时,对于心念的收摄有极高的要求,做不到时,不妨饮茶,以茶来帮助自己集中精神。其次,茶能帮助佛教徒驱除疾病。唐代陆羽的《茶经》说："茶之为用,味至寒,为饮最宜。精行俭德之人,若热渴凝闷,脑疼目涩,四肢烦,百节不舒,聊四五啜,与醍醐、甘露抗衡也。"《茶经》是中国古代第一部关于茶的经典,在此它将茶提升到与醍醐、甘露相同的位置,证明茶对于头疼眼干,周身不适具有明显的治疗作用。《茶经》还指出茶具有利尿、解毒疗疮、治小儿惊厥等药效。明代钱椿年的《茶谱》这样总结茶的保健去病功效说："人饮真茶能止渴,消食,除痰,少睡,利水道,明目,益思,除烦,去腻,人固不可一日无茶。"正因为饮茶能使人少生疾病,唐代陈藏器《本草拾遗》干脆称茶为"万病之药"。出家人常年喝茶,就能延年益寿。现代研究表明,茶叶中的茶多酚具有清除体内自由基,抑制自由基的产生,可以抗癌、延缓衰老以及降低心血管疾病的发生。茶的养生保健作用,使得佛教徒们大多重视茶、喜欢茶,乃至于嗜好饮茶。

调和五脏

五脏是肝、心、脾、肺、肾的总称,食物中的营养物质具有对五脏的滋补作用,便称为滋养五脏。饮食的滋养五脏,在养生中有着重要的意义,因为五脏对人体的身体健康起着关键的作用。《黄帝内经》中称"五脏坚

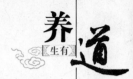

固…故能长久";"五脏皆坚者,无病";"五脏安定,血气和利,精神乃居"。五脏功能正常,人的血气和精神活动才能够保持正常,人的身体才能维持健康状态;五脏坚强,抵抗力强,人不容易生病,人也就能长寿。食物是维持生命必不可少的物质之一,也只有食物,可使五脏功能正常,并使五脏坚强,因此,食物可以滋养五脏。

✱ 五味养五脏

虽然食物可以滋养五脏,但不同的食物对五脏的滋养作用又是不一样的,因此有了五味养五脏之说。《灵枢·五味论》称:"五味各走其所喜。谷味酸,先走肝;谷味苦,先走心;谷味甘,先走脾;谷味辛,先走肺;谷味咸,先走肾。"依据五行学说,五味与五脏之间有着一一对应的关系:酸补肝、苦补心、甘补脾、辛补肺、咸补肾。也就是说,可以依据食物的自身属性来调节人体的整体功能。当五体不适时,又可通过食物的五味来加以调节。《灵枢·九针论》指出:"病在筋无食酸;病在气无食辛;病在骨无食咸;病在血无食苦;病在肉无食甘。"指出气血筋骨发生病变时,饮食禁忌有五味的不同,其理论的依据是五行学说,筋和酸都属于木,气和辛都属于金,骨和咸都属于水,血和苦都属于火,肉和甘都属于土。正常情况下,酸味入肝可补肝气,有利于肝对筋的濡养,但在肝病的情况下,反而不利于筋的功能发挥,故"筋病无食酸,气病无食辛,骨病无食咸,血病无食苦,肉病无食甘"。五味养五脏,具体到食物,如大豆、栗子味咸,咸入肾,所以大豆、栗子可以补肾;大枣、粳米味甘,甘入脾,所以大枣、粳米可以护脾胃;大葱味辛,辛入肺,所以葱可以宣肺开鼻窍等等。

✱ 五色养五脏

根据五行学说,天地有五行、自然界中有五色、人有五脏,五行、五色、五脏相互联系,自然界中的五味、五色与众多事物的属性是相互联系的。而人生活在天地之间,属于自然界的一部分,因此自然界中的五味、五色与人也是有联系的。根据中医基础理论,人体的五脏与自然界中的五味、五色与五行相对应,也有着相生相克的关系。不同颜色的食物与人体五脏六腑有着阴阳调和的关系,如果每餐都能吸收些五色的食品便可做到五行相生,达到调和五脏,从而滋补身体的机能。《黄帝内经》对五色养五脏有着非常全面的论述,认为绿色养肝、红色补心、黄色益脾胃、白色润肺、黑色补肾。

绿色食物养肝

绿色食物有着生命健康"清道夫"和"守护神"的角色,备受人们青睐。中医认为,绿色入肝,多食绿色食品具有舒肝强肝的功能,是良好的人体"排毒剂"。绿色蔬菜中含有丰富的叶酸成分,而叶酸已被证实是人体新陈代谢过程中最为重要的维生素之一,可有效地消除血液中过多的同型半胱氨酸,从而保护心脏的健康。绿色食物还是钙元素的最佳来源,对于一些正处在生长发育期或患有骨质疏松症的人,常食绿色蔬菜无疑是补钙佳品。例如绿豆的功效:性味甘凉,具有清热解毒之功,入肝经。

红色食物养心

红色食物如胡萝卜、番茄、红薯等。按照中医五行学说,红色为火,故红色食物进入人体后可入心、入血,具有益气补血和促进血液、淋巴液生成的作用。例如红豆性平,有清热解毒、活血排脓、健脾益胃、利尿消肿、通气除烦等作用,可治疗小便不利、脾虚水肿、脚气、黄疸等症,有促进心脏活动的功效,入心经;而且红色食物具有极强的抗氧化性,它们富含番茄红素、丹宁酸等,可以保护细胞,具有抗炎作用,还能为人体提供蛋白质、无机盐、维生素以及微量元素,增强心脏和气血功能。

黄色食物养脾

五行中黄色为土,因此,黄色食物摄入后,其营养物质主要集中在脾胃区域。如南瓜、玉米等,常食可对脾胃大有裨益。黄色食物中维生素A、维生素D的含量均比较丰富。维生素A能保护肠道、呼吸道黏膜,减少胃炎等疾患发生;维生素D有促进钙、磷元素吸收的作用,能壮骨强筋。例如黄豆性微寒,能活血通便、解毒祛风热、益气补脾,入脾经。

白色食物养肺

白色在五行中属金,入肺,利于益气。大多数白色食物,如牛奶、大

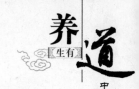

米和鸡鱼类等,蛋白质成分都较丰富,经常食用既能消除身体的疲劳,又可促进疾病的康复。此外,白色食物还是一种安全性相对较高的营养食物。因其脂肪含量比红色食物肉类低得多,高血压、心脏病等患者,食用白色食物会更好。例如白豆(饭豆)性平,有理中益气、补肾健脾、和五脏、生精髓、止消渴,有治疗吐逆泄痢、小便频数的功效。

黑色食物养肾

黑色食物是指颜色呈黑色或紫色、深褐色的各种天然动植物。五行中黑色主水,入肾,因此,常食黑色食物可补肾。黑芝麻、黑木耳、紫菜等的营养保健和药用价值都很高,它们可明显减少动脉硬化、冠心病、脑中风等疾病的发生率,对流感、慢性肝炎、肾病、贫血、脱发等均有很好的疗效。例如黑豆性平,调中益气,活血解毒,治消胀,下气利水。

重视脾胃

胃能容纳和消化食物。凡食物从口腔,经食管到胃后,要在胃中停留4～5个小时,经过胃的不断蠕动,充分搅拌,使之变成食糜,使饮食中的营养物质便于吸收。这是消化吸收的第一步。真正完全消化并吸收还要依赖于小肠的作用。中医学所谓的"脾主运化",指的就是小肠具有的消化和吸收功能。通过脾的运化,对来自胃中的食物进一步的消化,把其中的精微物质和水液尽量吸收,进入血管,然后再经心肺的作用,输送到全身各组织器官。正因为脾胃对食物的消化及营养物质的吸收有如此重要作用,所以饮食养生者,必须重视脾胃功能的正常。脾胃的这种功能,是在婴儿出生后就开始发挥的,它在人的一生中对维持生命活动起着根本性的作用,所以中医学把脾胃的这一重要功能,称为"后天之本"、"生化之源"。正如明代医家李中梓所说的"一有此身,必资谷气……而人资之以为生者也,故曰后天之本在脾"。其意思是说人一经出生,就要靠饮食营养的不断供给,而消化食物,吸收其中的营养物质以维持人的生命活动是脾的功能,所以说后天之本在于脾。

以上说了脾胃在消化吸收的重要作用,那么,如何维持脾胃功能的正常运行呢？简单地讲，就是要防止损伤脾胃之气，同时又要增强脾胃之气。要达到这一目的，就要注意内外两方面的因素。外在因素指食物，饮食必须适合胃气，所谓"食物自适"，意思是食物的选择，必须适合人的口味，而且吃下去，胃中感到很舒服，"胃喜为补"，反之则为"胃厌"。一般来说，凡是胃喜的食物，多为身体急需的营养素，亦是易于消化、吸收的。内在的因素，就是脾胃自身的功能活动要正常。如果脾胃虚弱，则应先恢复脾胃的功能，而要保持脾胃自身功能的健全，就要平时注意饮食。清代养生家石成金指出：食宜早些，不可迟晚；食宜缓些，不可粗速；食宜八九分，不可过饱；食宜淡些，不可厚味；食宜温暖，不可寒凉；食宜软烂，不可坚硬。如果能做到如上几种，就可以做到维持脾胃功能的正常运行。具体说来，饮食应该做到软、暖、缓。

所谓的软，就是吃下去的食物应该尽量软烂。如果食物过于坚硬粗糙，或者油煎炸或烧烤的食品，食用后可加重胃的机械消化负担，使胃黏膜受到摩擦而损伤，加重胃黏膜的炎性病变。尤其年高胃弱者，更应该注意食物应该软烂，才不会致饮食停滞不化而影响脾胃功能的正常运行。

暖：胃喜燥恶寒。寒凉的食物会损伤胃阳。从现代医学的角度来分析，寒冷的食物会刺激胃壁，可以引起血管收缩，甚至产生痉挛，还可引起胃分泌更多的胃酸，刺激胃壁。尤其是冷饮，是需要远离的寒凉之品，尤其到了夏季，很多人为了消热避暑，会饮用大量的冷饮，男性会大量地饮用冰镇啤酒，女孩则嗜食冰激凌、喝冰镇饮料，一般人又都有吃冰镇西瓜等的习惯。这些寒凉之气进入人体后，为了对抗这些寒气对人体的损伤，人体就要耗伤大量的阳气，这样人体的阳气会不断地受到消耗。这种情况，中医学称之为寒凝气滞，从而损伤胃阳，并发生胃痛、呕吐甚至腹泻痢疾。"食凉水瓜果，则病泄利腹痛；夏走炎途，贪凉食冷，则病疟痢"。因此，食生冷对脾胃功能是不利的，尤其是恣食生冷，更为养生者所忌。故饮食宜暖，也是保护胃气的有效方法之一。

缓：指的是进食的速度要缓。现代医学认为，细嚼慢咽食物，对消化有很大的帮助，因为在细嚼慢咽的过程中，口中唾液大量分泌，为胃的消化功能打下了基础，同时，食物被充分磨碎，也能减轻胃蠕动的负担，也

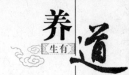

有利于胃的消化,同时也利于食物中营养物质的吸收。进食过快,会加重胃部的负担,引起胃病;进食过多、过快,又可以冲淡胃液,引起消化不良,同时还会引起过胖。

要使脾胃功能正常,除了以上几点以外,保持心情舒畅,控制忧思郁怒也是很重要的。脾主思,思虑太过则伤脾,脾气郁结,脾伤不磨,不思饮食。思虑太过、忧愁太过、愤怒太过均可以伤及脾胃。因此,要保持脾胃功能的正常,还要有良好的情绪。

因时制宜

早在周秦时期,人们就发现顺应四时季节气候变化,对人类健康和疾病有着重要影响。《黄帝内经》认为,"人以天地之气生,四时之法成",也就是说人与自然界阴阳四时气候变化息息相关,人与自然界四时气候变化是一个动态的整体。那怎么才能顺应四时呢?

❋ 春季食物养生

春天,是指从立春之日起,到立夏之日止,包括立春、雨水、惊蛰、春分、清明、谷雨等六个节气。春为四时之首,万象更新之始。早春时节选择热量较高的主食。早春时节,人体需要消耗一定的能量来维持御寒功能。所以,营养结构应以高热量为主,除谷类外,还应选用黄豆、芝麻、花生、核桃等食物,以便及时补充能量物质。另外,早春期间还需要补充优质蛋白质,如鸡蛋、鱼类、虾、牛肉、鸡肉、兔肉和豆制品等。忌食生冷及刺激性食物。饮食应忌油腻、生冷,宜温热。胃寒的人可经常吃点姜,以驱寒暖胃。应省酸增甘以养脾气。春为肝气当令,根据中医五行理论,肝属木,脾属土,土木相克,即肝旺可伤及脾,影响脾的消化功能。且中医认为,五味入五脏,而酸入肝,甘入脾,有鉴于此,春季饮食调养宜选甘温之品,忌酸涩,主要以补益脾气为主,故可多吃一点大枣、山药、锅巴等,摄取足够的维生素和无机盐。春天气候由寒转暖,细菌、病毒等活力加强,容易侵犯人体而致病。所以,在饮食上应适当增加果蔬比重,如油菜、柿子椒、西红柿等新鲜蔬菜和柑橘、柠檬等水果富含维生素C,具有抗病毒的作用;胡萝卜、苋菜等黄绿色蔬菜富含维生素A,具有保护和增强上呼吸道黏膜和呼吸器官上皮细胞的功能。

春天养生秘诀:养肝为先

中医认为,春在人体主肝,而肝气自然旺于春季。肝脏是人体的一个重要器官,它具有调节气血,帮助脾胃消化食物、吸收营养的功能以及调畅情志、疏理气机的作用。因此,如果春季养生不当,便易伤肝气。反之,春季养肝得法,将带来整年的健康安寿。

另外,春季是细菌、病毒繁殖滋生的旺季,肝脏具有解毒、排毒的功能,负担最重,而且由于人们肝气升发,也会引起旧病复发。

养肝饮食

多喝汁液:在五行学说里,肝属木,所以补肝要多吃“木”类食物,木类食物往往颜色是绿色,味道则是酸味。适合榨取汁液饮用,对肝胆有益。净化肝脏的好汁液有菠菜汁、猕猴桃汁、柠檬汁、葡萄汁等。

多食醋:醋味酸而入肝,具有平肝散瘀,解毒抑菌等作用。可用食醋泡鸡蛋或醋泡黄豆等。

✲ 夏季食物养生

夏天,指阴历四月至六月,即从立夏之日起,到立秋之日止,其间包括立夏、小满、芒种、夏至、小暑、大暑等六个节气。《黄帝内经》在描述夏天的节气特点时,在夏天的三个月,天阳下济,地热上蒸,天地之气上下交合,各种植物大都开花结果了,所以是万物繁荣秀丽的季节。人体阳气外发,伏阴在内,气血运行亦相应地旺盛起来,并且活跃于机体表面。为适应炎热的气候,皮肤毛孔开泄,而使汗液排出,通过出汗,以调节体温,适应暑热的气候。在盛夏防暑邪;在长夏防湿邪;同时又要注意保护人体阳气,防止因避暑而过分贪凉,从而伤害了体内的阳气,即《黄帝内经》里所指出的“春夏养阳”,也就是说,即使是在炎热的夏天,仍然要注意保护体内的阳气。

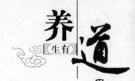

夏天养生秘诀：养心为先

《内经》有说，"此夏气之应，养长之道也。逆之则伤心，秋为痎疟，冬至重病"。按中医的"五行"说，夏季是"火旺（心火旺）、土相（脾胃处于'盛'的地位）、木休（肝处于相对的'休养'状态）、水囚（肾易'亏'）、金死（肺易'虚'）"。对于一般人来说，在夏天，防止"肺虚肾亏"很容易接受，而对于正处于很"旺"地位的"心"是否要重点保养，就往往掉以轻心了！所以夏天养生秘诀要以养心为先。

养心饮食

夏天养心安神之品有茯苓、麦冬、小枣、莲子、百合、竹叶、柏子仁等，这些都能起到养心安神的作用。在饮食方面，应多吃小米、玉米、豆类、鱼类、洋葱、土豆、冬瓜、苦瓜、芹菜、芦笋、南瓜、香蕉、苹果等，少吃动物内脏、鸡蛋黄、肥肉、鱼子、虾等，少吃过咸的食物，如咸鱼、咸菜等。应节的蔬果如西瓜、黄瓜、桃等都是生津解渴、解劳乏、清心明目的佳品。

✿ 秋季食物养生

秋天，是从立秋之日起，到立冬之日止，其间经过处暑、白露、秋分、寒露、霜降等六个节气，并以中秋（农历八月十五日）作为气候转化的分界。从秋季的气候特点来看，由热转寒，即"阳消阴长"的过渡阶段。人体的生理活动，随"夏长"到"秋收"，而相应改变。因此，秋季养生不能离开"收养"这一原则，也就是说，秋天养生一定要把保养体内的阴气作为首要任务。正如《黄帝内经》里说："秋冬养阴。"所谓秋冬养阴，是指在秋冬养收气、养藏气，以适应自然界阴气渐生而旺的规律，从而为来年阳气生发打基础，不应耗精而伤阴气。

秋天养生秘诀：养肺为先

俗话说："一夏无病三分虚"，立秋一到，气候虽然早晚凉爽，但仍有秋老虎肆虐，故人极易倦怠、乏力、纳呆等。故在民间素有"秋补"习俗。秋气内应肺。肺是人体重要的呼吸器官，是人体真气之源，肺气的盛衰关系到寿命的长短。秋季气候干燥，很容易伤及肺阴，使人患鼻干喉痛、咳嗽胸痛等呼吸疾病，所以秋季应注意养肺。

养肺食物

要多吃些滋阴润燥的食物,如银耳、甘蔗、燕窝、梨、芝麻、藕、菠菜、鳖肉、乌骨鸡、猪肺、豆浆、饴糖、鸭蛋、蜂蜜、龟肉、橄榄。多食芝麻、核桃、糯米、蜂蜜、甘蔗等,可以起到滋阴润肺养血的作用。此外还可适当食用一些药膳,如:参麦团鱼、蜂蜜蒸百合、橄榄酸梅汤等。

✱ 冬季食物养生

冬季是从立冬日开始,经过小雪、大雪、冬至、小寒、大寒,直到立春的前一天为止。冬三月草木凋零,冷冻虫伏,是自然界万物闭藏的季节,人体的阳气也要潜藏于内。因此,冬季养生的基本原则是要顺应体内阳气的潜藏,以敛阴护阳为根本,由于阳气的闭藏,人体新陈代谢水平相应较低,因而要依靠生命的原动力"肾"来发挥作用,以保证生命活动适应自然界变化。祖国医学认为,人体能量和热量的总来源在于肾,就是人们常说的"火力"。"火力"旺,反映肾脏机能强,生命力也强;反之,生命力弱。冬季时节,肾脏机能正常,则可调节机体适应严冬的变化,否则,将会使新陈代谢失调而发病。

冬天养生秘诀:养肾为先

冬季的主气为寒,寒为阴邪,易伤人体阳气。阴邪伤阳后,人体阳气虚弱,生理机能受到抑制,就会产生一派寒象。常见情况有恶寒、脘腹冷痛等。冬季对应的脏器是肾脏,中医认为肾是先天之本、生命之源,它的机能强健,则可调节机体适应严冬的变化,否则就会使新陈代谢失调而发病。因此,冬季养生重点是"养肾防寒"。

养肾食物

当年既要有足够的能量,又要为来年贮存一定的能量,所以冬季养肾至关重要。饮食上就要时刻关注肾的调养,注意热量的补充,要多吃些动物性食品、黑色食物和豆类,以补充维生素和无机盐。狗肉、羊肉、鹅肉、鸭肉、大豆、核桃、栗子、木耳、芝麻、红薯、萝卜等均是冬季适宜食物。

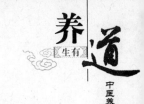
因人制宜

因人制宜是指根据不同个体特点进行养生的原则。因人制宜而养生,是三因制宜中最重要的方面。人一生有幼、长、壮、老各个阶段,体质各不相同,男女生理也有差异,养生应该根据各人不同情况,采取针对性的措施。《素问》说:"夫年长则求之于腑,年少则求之于经,年壮则求之于脏",根据不同年龄情况进行诊断,但对养生亦有指导意义。如金元医家刘完素提出,人之一生从幼至老,应分别采取养、治、保、延的摄生措施。总的来说,幼儿期应着重在衣着、饮食、教养上注意优育;对青少年要采取促使其成长发育的养生措施,保证健康成长;婚孕期要求晚婚少育,节制房事;中年应着重注意劳逸结合,防止早衰,预防老年病;老年人应注意保养肾气、四时调摄、饮食调节、怡养性情等,以延缓衰老,得享天年。

❋ 体质膳食养生

体质是指在人体生命过程中,在先天禀赋和后天获得的基础上所形成的形态结构、生理功能和心理状态方面综合的、相对稳定的固有特质。体质养生与预防就是在中医理论的指导下,针对个体的体质特征,通过合理的精神调摄、饮食调养、起居调护、形体锻炼,并重视未病先防、既病防变、防治亚健康等措施,改善体质,强壮体魄,提高人体对环境的适应能力,以预防疾病,从而达到健康长寿目的。根据中医理论,将人分为阴阳平和体质、气虚质、阳虚质、血虚质、阴虚质、气郁质、淤血质、痰湿质、阳盛质等,以下将从体质的特点以及养生注意事项进行论述。

平和质

也称为阴阳平衡,这类体质的人各个脏腑功能之间的配合非常好,政令畅达。这种人健康或者少病。

平和体质表现:形体匀称,体重波动不大,情绪稳定,性格平和,食欲稳定,饮食规律,二便很好,很少腹泻或便秘。环境适应能力强。有病也很好治,自我康复能力也强。精力充沛,工作潜力大,夜眠安稳,休息效率高。如后天调养得宜,无暴力外伤或慢性病患,则其体质不易改变,易获长寿。口唇淡红,比较红润。皮肤有光泽,毛发也光泽。舌淡红,薄白苔,舌体大小正常。

阴阳平和体质养生:宜饮食调理,不宜药补

平和质人群养生保健宜饮食调理而不宜药补,主要因为该类人群阴阳平和,不需要药物纠正阴阳之偏正盛衰,如果加用药物补益反而容易破坏阴阳平衡。

饮食调理要注重"谨和五味"。饮食应清淡,不宜有偏嗜。五味偏嗜,容易破坏身体的平衡状态,常见如过酸伤脾、过咸伤心、过甜伤肾、过辛伤肝、过苦伤肺等。平和质人群可酌量选食具有缓补阴阳作用的食物,以增强体质。这类食物主要包括:粳米、薏苡仁、豇豆、韭菜、甘薯、南瓜、银杏、核桃、龙眼、莲子、鸡肉、牛肉等。

气虚质

人体由于元气不足引起的一系列病理变化,称为气虚。所谓气,是人体最基本的物质,由肾中的精气、脾胃吸收运化水谷之气和肺吸入的空气几部分结合而成。在临床上,气虚还包括肺气虚、心气虚、脾气虚、肾气虚诸症。气虚体质属于虚性体质,主要是反映在脏腑功能的低下。

气虚体质表现:主要表现为身体虚弱、面色苍白、呼吸短促、四肢乏力、头晕、动则汗出、语声低微等。包括元气、宗气、卫气的虚损,以及气的推动、温煦、防御、固摄和气化功能的减退,从而导致机体的某些功能活动低下或衰退,抗病能力下降等衰弱的现象。人的生命活动从根本上讲就是元气升降出入的运动;元气不足会造成疲乏无力、腰膝酸软、语声低懒微言、胸闷气短、精神不振、头晕目眩、失眠健忘、食欲不振等诸多不适。

养生要点:

少食冰冻寒凉、肥甘厚腻之品。寒凉伤中阳,厚味滞脾气,很容易在气虚的基础上间夹痰湿体质。

宜吃性平偏温的、具有补益作用的食品。

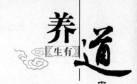
比如果品类有大枣、葡萄干、苹果、龙眼肉、橙子等。蔬菜类有白扁豆、红薯、淮山药、莲子、白果、芡实、南瓜、包心菜、胡萝卜、土豆、莲藕(生者甘寒,清热凉血;熟者甘温,健脾益气)、香菇等。肉食类有鸡肉、猪肚、牛肉、羊肉、鹌鹑、鹌鹑蛋等。水产类有淡水鱼、泥鳅、黄鳝等。调味类有麦芽糖、蜂蜜等。谷物类有糯米、小米、黄豆制品等。

补益要缓缓而补,不能峻补、蛮补、呆补。峻补是指用大剂量的、药效较猛的补益方药救治气血将脱的危重疾病,比如参附汤、独参汤等。蛮补就是不问寒热虚实乱补,只要是保健品、补品买来就吃。呆补就是补益还算对路,但是完全不考虑脾胃是否受得了,一味进补,其结果往往是补得脾胃呆滞,补益作用还没表现出来,脾胃就先给积滞住了,肚子开始胀,连食欲也补没了。

要想缓缓进补,最好的方式就是喝粥,喝白粥也行,喝肉粥也行,加红枣、淮山药、白果都可以。粥是最容易被人吸收的,是天下第一补品。

阳虚质

阳虚体质表现:阳虚体质主要是由于人体阳气不足,进而导致温煦、推动、蒸腾、气化等功能减弱,临床以虚寒现象为主要特征。所以"阳虚体质"又称为"虚寒体质"。或是因为先天不足,或因为久病导致体虚,或者是寒邪损伤阳气。阳虚与肾有密切关系。因肾为先天之本,内藏元气,对机体各脏腑有温煦生化的作用,肾若虚则一切阳气皆虚。而肾又是人体生殖功能的动力,若男子肾虚则阳痿、早泄、性欲减退,若女子肾虚则白带清稀如水或宫寒不孕。所以阳虚体质的人是明显怕冷,手脚凉,对气候转凉特别敏感,或腰背部有冷水浇的感觉;喜喝热茶、热汤,疲乏无力,动则心慌、气短、容易出汗,或大便稀薄,受寒后易腹泻,劳累后水肿,或夜间多尿,性欲减退,男性易阳痿、早泄,女性月经减少,情绪低落、意志消沉、有孤独感。

养生要点:

饮食宜补阳忌寒凉:对于阳虚质人群来说,补阳自然排在第一位,而补阳又多从补肾入手。同补气作用一样,补阳也应该慢温、慢补,缓缓调治,同时兼顾脾胃。常见的食物包括:羊肉、猪肚、带鱼、狗肉、麻雀肉、鹿肉、黄鳝、虾、刀豆、核桃、栗子、韭菜、茴香等,作用机理为壮阳去寒。

阳虚质人群要尽量少吃或不吃寒凉食物,即使是盛夏也不要过食寒凉。阳虚体质虽说有些是先天阳气不足所致,但大部分人都是后天没有调养好。如饮食不注意,"恣食冷饮"。冰激凌、冰汽水、冰镇啤酒,直接降低了胃的温度。寒属阴,阴盛就会伤阳。吃反季节食物也会造成阳虚。比如说冬天吃西瓜,就会耗损阳气。同时也不适宜吃性偏寒湿的香蕉等,但可进食火龙果和橘子。

饮食疗法:

1. 当归生姜羊肉汤　当归20克,生姜30克,冲洗干净,用清水浸软,切片备用。羊肉500克剔去筋膜,放入开水锅中略烫,除去血水后捞出,切片备用。当归、生姜、羊肉放入砂锅中,加清水、料酒、食盐,旺火烧沸后撇去浮沫,再改用小火炖至羊肉熟烂即成。

本品为汉代张仲景名方,温中补血,祛寒止痛,特别适合冬日食用。

2. 韭菜炒胡桃仁　胡桃仁50克开水浸泡去皮,沥干备用。韭菜200克择洗干净,切成寸段备用。麻油倒入炒锅,烧至七成热时,加入胡桃仁,炸至焦黄,再加入韭菜、食盐,翻炒至熟。

本品有补肾助阳、温暖腰膝的作用,适用于肾阳不足、腰膝冷痛者。

3. 鹿角胶奶　将牛奶150毫升放入锅中加热,煮沸前即兑入鹿角胶10克,用小火缓慢加热。并用筷子不停搅拌,促使胶体烊化。等到鹿角胶完全烊化停火晾温,最后加入30毫升蜂蜜,搅拌均匀。上下午分两次服用。

河虾、海虾、海参、核桃仁、蜂王浆、雄蚕蛾等性味都是甘温的,有助阳作用,平时可适当多食用。

自我调养保健方:

1. 鹿茸酒　取鹿茸4.5克,白酒500毫升。将鹿茸用白酒浸泡20日以上即可服用。本药酒具有壮元阳、益精髓、补气血、强筋骨的功效。适用于精血不足、头晕眼花等肾阳虚者。口服,每次10毫升,每日两次。

2. 雪莲酒　取雪莲花15克,白酒或黄酒200毫升。将雪莲花浸泡于酒中,7天后即可饮用。本药酒具有补肾壮阳、调经的作用。适用于

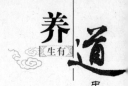

阳虚者的保健,也可用于调治肾阳不足而引起的畏寒肢冷、关节冷痛、阳痿、月经不调。每次饮用10毫升,每日两次。

3. 双参鹿茸蜜膏　取鹿茸片20克,丹参200克,红参20克,白蜜1 500克。先将鹿茸用米酒浸泡后烘干,红参慢火烘干,共研成细末;然后将丹参熬汁去渣后,倒入白蜜炼稠;再和入鹿茸红参粉,浓缩成膏。本膏方具有补益精血,延年益寿之效。适用于阳气亏虚、畏寒肢冷、气短乏力、心跳缓慢、头晕目眩者。口服,每次1匙,每日两次。

> **温馨提示**　上述药酒和膏方只适合于阳虚体质者,服用前务必对症。凡有五心烦热、口干咽燥、神烦气粗、失眠盗汗、尿黄便干等阴虚火旺者以及感冒发热者忌用。

血虚质

体质特点:面色苍白或萎黄,唇色淡白,头晕眼花,心悸失眠,手足发麻。妇女月经量少、延期甚,或经闭不来,舌质淡,脉细无力,此多由于失血太多,所耗之血,一时未能补充;或脾胃功能减退,血液生化不足;或七情内伤过度,阴血赔耗;或为淤血不祛,血不生所致。若病则怔忡健忘,手足拘挛,指甲畸形,或经闭不孕。

养生原则:补血养血,益气生血。血虚体质者当以补血养血为摄生之要务。但血不自生,故又当补气、行气,即益气生血。

饮食调养:平素可常食桑葚、荔枝、松子、黑木耳、菠菜、胡萝卜、猪肉、羊肉、牛肝、羊肝、甲鱼、海参等食物。这些食物均有补血养血的作用。

阴虚质

中医所谓的阴虚,是指精血或津液亏损的病理现象。中医理论中,因为精血和津液都属阴,故称阴虚,人长期过劳、大病初愈或热病之后,都容易因为阴液内耗而造成阴虚。

阴虚质表现:体形瘦长,主要表现是手足心热,易口燥咽干口渴喜冷饮,大便干燥,或见面色潮红,两目干涩,视物模糊,皮肤偏干,眩晕耳鸣,睡眠差。

饮食原则:养阴降火,滋补肝肾。此种体质者应多食滋补肾阴的食物,如芝麻、糯米、绿豆、龟、海参、鲍鱼、鸭肉、百合、鸡蛋、蜂蜜、燕窝、白木耳、豆腐、黑豆、甘蔗、梨、猪蹄、鹅肉等。

饮食宜忌:

宜食甘凉滋润之品,如肉类:瘦猪肉、鸭肉、龟、鳖;菜类:冬瓜、百合、荸荠、芝麻;水产品:海蜇;豆类:绿豆、赤小豆。

忌食性温燥烈之品,如韭菜、辣椒、葱、蒜、葵花籽、羊肉、狗肉。

起居调养:起居应有规律,居住环境宜安静,中午保持一定的午休时间。

日常注意事项:睡前不要饮茶、锻炼和玩游戏,应早睡早起,避免熬夜、剧烈运动和在高温酷暑下工作。宜节制房事,戒烟酒。

体育锻炼:适合做中小强度、间断性身体锻炼,可选择太极拳、太极剑、气功等动静结合的传统健身项目。皮肤干燥者,可多游泳。

气郁质

气郁质特点:气郁质是由于长期情志不畅、气机郁滞而形成的以性格内向不稳定、忧郁脆弱、敏感多疑为主要特征的体质状态。气郁质人配合相应养生指导,可促进其向平和质转化。

该体质人群形体消瘦或偏胖,面色苍暗或萎黄,平素性情急躁易怒,易于激动,或忧郁寡欢,胸闷不舒,时欲太息,舌淡红,苔白,脉弦。

不宜食油腻厚味之品,以防气机壅滞;不宜多用烟、酒、浓茶、咖啡等兴奋之品,以防加重失眠等症状。

宜食理气解郁、调理脾胃功能的食物,如大麦、荞麦、高粱、刀豆、蘑菇、豆豉、苦瓜、萝卜、洋葱、菊花、玫瑰等;少食收敛酸涩之物,如乌梅、南瓜、泡菜、石榴、青梅、杨梅、草莓、杨桃、酸枣、李子、柠檬等;少食冰冷食品,如冰激凌、冰冻饮料等。

淤血质

淤血体质主要表现是行血迟缓不畅,多半是因为情绪意志长期抑郁,或者久居寒冷地区,以及脏腑功能失调所造成,以身体较瘦的人为主。常见有头发易脱落、肤色暗沉、唇色暗紫、舌有紫色或淤斑、眼眶暗黑等症状,脉象细弱。此类型的人,有些明明年纪未到就已经出现老人

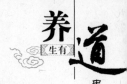
斑,有些常有身上某部分疼痛的困扰,例如:女性生理期容易痛经,男性身上都有淤青等,身上的疼痛症,往往由于活动少,而在夜晚更是加重。

表现症状:面色晦滞,口唇色暗,眼眶暗黑,肌肤甲错,易出血,舌紫暗或有淤点,脉细涩或结代。若病则上述特征加重,可有头、胸、胁、少腹或四肢等处刺痛。口唇青紫或有出血倾向、吐血、便黑等,或腹内有癥瘕积块,妇女痛经、经闭、崩漏等。

饮食调养:血淤体质者的病因与气血淤滞有关。气血一旦淤滞,既可能化寒,也可能化热,甚至痰淤相杂为患。养生根本之法在于活血化淤。最好能注意调整自身气血,吃一些活血类型的食物或补药,多做有利于心脏血脉的运动,调整自身心理状态,保持身体和心理的健康。少量饮用红葡萄酒,活血化淤。多食山楂、韭菜、红糖、醋、菇类、金橘、玫瑰花茶、黑木耳。

宜食:大米、玉米、粳米为主,小麦、荞麦可少食(偏寒凉);肉蛋类:牛肉、猪肉、鸡肉等;蔬菜:荠菜、香菜、胡萝卜、佛手、生姜、洋葱、大蒜、黑木耳、茄子、藕等;水果:山楂、桃子、桃仁、龙眼肉、栗子、橘子、红枣。

少吃过辣、过甜、过于刺激性的食物和饮料、咖啡、浓茶,多吃蔬菜水果和清淡的食物。

痰湿质

痰湿质特点:当人体脏腑、阴阳失调,气血津液运化失调,易形成痰湿时,便可以认为这种体质状态为痰湿体质,多见于肥胖人群或素瘦今肥的人。该体质的人常表现有体形肥胖,腹部肥满松软,面部皮肤油脂较多,多汗且黏,胸闷,痰多,面色淡黄而暗,眼胞微浮,容易困倦,平素舌体胖大,舌苔白腻或甜,身重不爽,喜食肥甘甜黏,大便正常或不实,小便不多或微混。性格偏温和、稳重,多善于忍耐。此种体质类型易患高血压、糖尿病、肥胖症、高脂血症、哮喘、痛风、冠心病、代谢综合征、脑血管疾病等的倾向。

饮食调理:少食肥甘厚味,酒类也不宜多饮,且勿过饱。多吃些蔬菜、水果,尤其是一些具有健脾利湿、化痰祛痰的食物,更应多食之,如白萝卜、荸荠、紫菜、海蜇、洋葱、枇杷、白果、大枣、扁豆、薏苡仁、红小豆、蚕豆、包菜等。

阳盛质

体质特点：形体壮实，面赤时烦，声高气粗，喜凉怕热，口渴喜冷饮，小便热赤，人便熏臭为其特点。若病则易从阳化热，症见高热、脉洪大、大渴、饮冷等症。阳盛之人好动，易发怒，故平日要加强道德修养和意志锻炼，培养良好的性格，用意识控制自己。遇易怒之事，用理性克服情感上的冲动。

饮食调理：忌辛辣燥烈食物，诸如辣椒、姜、葱等。对于牛肉、狗肉、鸡肉、鹿肉等温阳食物宜少食用；可多食水果蔬菜，诸如香蕉、西瓜、柿子、苦瓜、番茄、莲藕等。酒性辛热上行，阳盛之人勿酗酒。可以常用菊花、苦丁茶沸水泡服。大便干燥者，用麻子仁丸或润肠丸；口干舌燥者，用麦门冬汤；心烦易怒者，宜服丹栀逍遥散。

✿ 女性养生

女性生理特点：人体以脏腑、经络为本，以气血为用。脏腑、经络、气血的活动，男女基本相同。但是女性在脏器上有胞宫，在生理上有月经、胎孕、产育和哺乳等，这些与男性的不同点便构成了女性的生理特点。由于妇女生理上的特点，每在经期、产后，血液易于亏损，身体多虚弱，故更应注重营养保健。

饮食养生：饮食合理搭配，要讲究合理饮食，不偏食，膳食荤素搭配，保证蛋白质、维生素、无机盐等各种营养素的充分摄入。

补铁：正常成年女性每天需要补充 30～40 毫克铁，因而要注意补铁。含铁丰富的食物，动物类有兽禽肝脏、瘦肉、蛋黄、奶类、鱼类；植物类有豆制品、芝麻、海带、黑木耳、紫菜、萝卜、苋菜等；水果可以选香蕉、桃、柑橘以及干果、红枣、桂圆等。在补充含铁食物时，应注意摄入水溶性维生素C，比如柠檬、山楂等酸味果品，以提高对铁的吸收率。

不宜饮茶：不宜过量饮茶，以免破坏身体对铁的吸收。

特殊时期女性食养方法：

妇女在生理代谢方面有其自身的特点，中医历来重视妇女的五期调

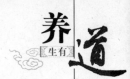

养,即月经期、妊娠期、产褥期、哺乳期及更年期的调养。每期在生理病理上都有其特殊性,因此食养也有所不同。

（1）月经期。月经是指有规律性的、周期性的子宫出血,它受大脑皮层、脑下垂体和卵巢产生的激素影响及支配。妇女月经期由于子宫内膜脱落,盆腔充血,大脑皮层兴奋性降低,全身及局部抵抗力下降,如不注意保养和卫生,容易形成疾病。因此,月经期应注意局部的清洁卫生,严禁房事,劳逸适度,避免精神刺激,寒温适宜,忌烟禁酒。进食宜选择清淡易消化的食物,不宜过食辛温、香燥之物,也不宜食生冷瓜果和饮料、凉食,以防扰动血海而致月经过多或气血受寒凝滞,导致淤经、闭经、不孕等症。

（2）妊娠期。妇女受孕后身体内各脏腑系统都发生相应的变化,以适应母体与胎儿的生长发育、临产分娩和产后哺乳的需要,其中包括对能量、水、电解质、微量元素等需要的增加。妇女孕期的食养,应注意营养的全面与丰富,宜食清淡易消化、吸收的食物。胎儿的生长发育,完全依赖母亲饮食营养供给,胎儿的强弱,取决于孕期营养是否充足。故孕期需摄入更多的营养物质,应多吃营养丰富的肉类、蛋类、豆制品及各种蔬菜、水果,忌食辛辣、滑肠食物,尤忌烟、酒等物,以免影响胎儿的生长发育。

（3）产褥期。就是胎盘娩出至生殖器官完全恢复的一段时间,一般要6～8周。在此期间,母体变化较大,由于失血、耗伤气血,使产妇具有多虚多瘀的病理特点。如产后1～2天常感唇干口渴、胃纳减退、胃酸减少、脾胃虚弱,须经10天左右才能恢复正常。此时不宜急于进补或进食过分油腻的食物。产后1～3天宜吃清淡、容易消化吸收的食物。以后可根据产妇身体状况给予有足够热量的食物(每日12 600千焦耳)和水分。为保证乳汁分泌,可多喝些汤,多吃鸡蛋、鸭蛋、肉、鱼、虾以及绿色蔬菜、豆制品等食物。产后3天要少吃水果,如逢天冷,水果宜在热水内加温后食用。

（4）哺乳期。如果哺乳母亲体质虚弱,脾胃功能不佳,就会影响乳汁分泌。此时宜多吃有营养的鲤鱼汤、鲫鱼汤、乌骨鸡汤等食物,或以补气养血的中药或药膳调治。

（5）更年期。妇女在更年期会发生生理上的变化,由原来通过神经系统和内分泌系统调节,使机体阴阳平衡的适应状态过渡到进入老年期的另一个新的内分泌环境,因而产生了暂时不能适应的情况,往往出现以自主神经功能紊乱为主的有关症状,以致影响其生活、工作和学习等,称为更年期综合征。

卵巢的功能衰退是引起代谢变化和临床症状的主要原因。更年期不但在生理上,同时也在心理上显出许多特异表现。因此,更年期妇女必须正确对待自己,保持愉快、豁达、乐观的情绪。饮食起居要有规律,养成良好的生活习惯,注意劳逸结合,睡眠充足,但不要长期卧床,要保持动静结合。宜吃一些富有营养、易于消化的食物。有肥胖、糖尿病倾向者,应适当调节膳食,少吃或不吃甜和肥腻食物。饮食应粗细搭配,多吃菌类、蔬菜、鱼及豆类食品,减少脂肪摄入,特别是动物脂肪。

❋ 小儿养生

小儿一直处于生长发育的过程中,无论在形体、生理等方面,都与成人不同,因此,绝不能简单地将小儿看成是成人的缩影。小儿有其生理方面的特点,了解这些生理特点,对于掌握小儿生长发育规律,指导儿童保健、疾病防治,有着重要的意义。

小儿生理特点

生机蓬勃,发育迅速:小儿充满生机,在生长发育过程中,无论在机体的形态结构方面,还是各种生理功能活动方面,都是在不断地、迅速地向着成熟、完善方向发展。这种生机蓬勃、发育迅速的生理特点,在年龄越是幼小的儿童,表现越是突出,体格生长和智能发育的速度越快。

脏腑娇嫩,形气未充:脏腑即五脏六腑。娇:指娇弱,不耐攻伐;嫩:柔嫩。形是指形体结构,即四肢百骸、肌肤筋骨、精血津液等。气指各种生理功能活动,如肺气、脾气等。充,指充实。脏腑娇嫩,形气未充,是说小儿时期机体各系统和器官的形态发育都未曾成熟,生理功能都是不完善的。

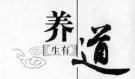
小儿初生之时，五脏六腑，成而未全，全而未壮，需赖先天元阴元阳之气生发、后天水谷精微之气充养，才能逐步生长发育，直至女子14岁，男子16岁左右，方能基本发育成熟。因此，在整个小儿时期，都是处于脏腑娇嫩，形气未充状态。而且，脏腑娇嫩，形气未充的生理特点在年龄越是幼小的儿童，表现越是突出。

从脏腑娇嫩的具体内容看，五脏六腑的形和气皆属不足，但其中又以肺、脾、肾三脏不足表现尤为突出。肺主一身之气，小儿肺脏未充，主气功能未健，而小儿生长发育对肺气需求较成人更为迫切，因而称肺脏娇嫩。小儿初生，脾禀未充，胃气未动，运化力弱，而小儿除了正常生理活动之外，还要不断生长发育，因而对脾胃运化输布水谷精微之气的要求则更为迫切，故显示脾常不足。肾为先天之本，主藏精，内寓元阴元阳，甫生之时，先天禀受肾气未充，需赖后天脾胃不断充养，才能逐渐充盛，这又与儿童时期迅速长养的需求常显得不敷所求，故称肾常虚。

小儿养生方法

三分饥寒七分饱

要养好孩子，现代家长必须注意饮食不要过精、营养过高，要以五谷为主，以粗粮为主。随着生活水平的不断提高，家长们都一味提高儿童们饮食档次，进食过精、营养过高。结果食品过精影响了孩子的纳吐机能，营养过高会使孩子早熟，两者均有害。

至于进食量为多少，让孩子"三分饥寒七分饱"最好。婴幼儿的饮食不要以饱为度，应以"七分饱"为度。因为婴幼儿的脏器娇嫩，脾胃的运化功能尚未健全，如果饮食不加节制，就会损伤脾胃。

✿ 老年养生

老年人生理特点：衰老是个体生长、成熟的必然的连续变化过程，是人体对内外环境适应能力减退的表现。器官功能下降、机体调节控制能力降低，尤其是消化吸收、代谢功能、排泄功能及循环功能减退。"年长者肠胃日弱，容纳少而传化迟"，清·黄元御认为，年龄大的人，肠胃功能日见衰弱，胃肠的容纳量也日渐减少，其蠕动功能也相应变缓。老年人消化功能的改变,主要体现在以下几个方面,首先是老年人因牙周病、龋齿、牙齿的萎缩性变化,而出现牙齿脱落或明显的磨损,以致影响对食物的咀嚼和消化。其次是舌乳头上的味蕾数目减少,使味觉和嗅觉降低,以致影响食欲。黏膜萎缩、运动功能减退。年逾 60 岁者,其中 50% 可发生胃黏膜萎缩性变化,胃黏膜变薄、肌纤维萎缩,胃排空时间延长,消化道运动能力降低,尤其是肠蠕动减弱易导致消化不良及便秘。消化腺体萎缩,消化液分泌量减少,消化能力下降。因此,老年人的饮食如不适当加以调整,将会进一步促进衰老过程的发展。

老年人饮食宜忌

中医认为,"肾为先天之本"、"肾主骨,齿为骨之余;骨生髓,脑为髓之海;肾开窍于耳,其华在发"、"瞳仁属肾;腰为肾之府"。人的衰老过程,实质是人的肾气逐渐减少衰退的过程,所以,人进入老年以后,肾气亏耗,就出现了诸如"骨质疏松,容易骨折,牙齿松动脱落;大脑萎缩,健忘痴呆;耳聋失聪,两眼昏花,鬓发花白稀疏,腰酸背驼"等一系列现象。因此,老年人饮食养生首要食用"补肾强腰、益精补髓和抗衰老作用"的食物。同时中医还认为,"脾胃为后天之本,主运化水谷精微。"也就是说,营养物质的消化吸收都是依靠脾胃运化功能的强健旺盛,如果年老而脾胃运化功能减退,就会出现消化不力、吸收障碍、气血亏损、体质虚弱、功能衰退等症状。所以,老年人应该多食具有健补脾胃、益气养血作用的食物;还宜食含有丰富蛋白质、维生素、矿物质的特色食物,比如山药、栗子、核桃等,既富营养,又易消化吸收。此外,老年人应该忌吃一切生冷性寒、坚硬难嚼、高脂肪高胆固醇的食物以及过咸或腌制的高盐食品和辛辣刺激性食品。

杂食有道,每食忌杂。我国著名医学家孙思邈在他的《千金翼方·养老食疗》中指出,"人子养老之道,虽有水陆百品珍馐,每食必忌于杂,杂则五味相扰,食之不已,为人作患。是以食啖鲜者,务令减少,饮食当令节俭。若贪味伤多,老人肠胃皮薄,多则不消,彭亨气短,必致霍乱。"详细地阐述了每食忌杂的道理。许多人认为,每食越杂,越有利于人体吸收丰富而又全面的营养,因此,只要认为是有营养的东西,不管粗粮细粮,肉类家禽,蔬菜豆类等等,乱吃一通,结果并不能达到从这些食品中吸取营养的目的,反而连累了肠胃,甚至消化不良,与现代营养学中所说的"营养拮抗"是同一个道理。即每餐中同时进食品种过多的食物,则营养成分之间会产生相互抑制或抵消的作用。如纤维素与某些微量元素之间会产生抑制作用,它们会影响微量元素的吸收。从而导致人体微量元素的不足。每食过杂还易使脾胃负担加重,影响人体对营养的吸收。一般而言,人的胃肠不可能同时消化两种高浓度的饮食,日久会导致消化功能的紊乱。

"杂食有道"是正确地从杂食中吸取营养的最佳方法,同样的食物可变换着形式来吃,每天的食物变换着品种来吃,少而精,不偏食,清淡适口,烹调要精,荤素配合适当,蔬菜的总量要超过荤菜的一倍或一倍以上。这样既可达到"营养互补"的目的,又可避免杂食过杂后"营养拮抗"的弊端。

饮食要清淡。老年人味觉退化,至感觉合适时,其实已经是口重了,饮食清淡不仅是调味的清淡,同时也包含了配餐以及选料上的清淡。多食肥厚油腻,会使血脂升高,加速动脉硬化,也会使老人脾胃愈虚,不能消化吸收。因此,无论是调味,还是选料、配餐,都应讲究清淡。

少食多餐,谨防过量。老年人消化力弱,每餐要求量少,所以多餐以补不足,但总原则是总量不能过大。此外,每餐定时也是必需的。

颐养天年,食粥为宜。粥食不仅营养丰富,极易消化,吸收,而且能补充老年人的体液不足,曾有人称粥为"天下第一补品"。老人食粥,日可两餐,早晚为佳,且食不可过饱,因为老年人的胃动力较差,假如吃过多的粥,胃的排空速度就会降低,并出现积压,从而就会感到胃部不适。

因地制宜

《黄帝内经》云:"东方之域…鱼盐之地,海滨傍水,其民食鱼而嗜咸…鱼者使人热中,盐者胜血,故其民皆黑色疏理,其闰为痈疡。西方者,金玉之域,沙石之处…其民华食而脂肥…其病生于内。北方者…其地高陵居,风寒冰冽。其民乐野处而乳食,藏寒生满病。南方者,…阳之所盛处也,其地下,水土弱,雾露之所聚也,其民嗜酸而食胕,故其民皆致理而赤色,其病挛痹。中央者,其地平以湿…其民食杂而不劳,故其病多痿、厥、寒热。"具体说明了地区、气候不同,饮食习惯不同,可以导致不同的多发病。根据地区的不同,选择适宜的食物,可以起到纠偏修正作用,从而防止疾病的发生,保持身体的健康。

食养也要顾及环境的差别。如常言"冬季宜补",虽同属冬令,我国西北地区与东南沿海气候条件迥异。西北严寒,其补则宜大温大热之品,如羊肉、狗肉等;而江南则气温较温和,进大温大热之品却不尽适宜,可酌选清淡甘温之品,如鸡、鸭、鱼之类即可。又如长期水上作业或海边居住者,湿邪多重,食养应常以健脾燥湿之品,方能起到食补的效果;高原山区或常从事高空作业的人,多受风燥之邪侵袭,食养应选甘润清宜之品,如梨、冰糖、银耳及果蔬以生津养液。

元·朱丹溪和明·张景岳均为古代名医,都是浙江人。朱丹溪在浙江义乌行医,发现江南土地弱,湿热相火为病者最多,因此提出"阴常不足,阳常有余"的论点和相应治则。而张景岳因一直在北方行医,根据北方人多阳虚体质,病多寒象的事实,提出"阳常不足,阴本无余"的不同论点。

✳ 地域环境对人体的影响

我国幅员辽阔,各地的地理环境、气候条件相差很大。《素问·异法方宜论》云:"东方之域,天地之所始生也。鱼盐之地,海滨傍水,其民食鱼而嗜盐,皆安其处,美其食。西方者,金玉之域,沙石之处,天地之所收引也。其民陵居而多风,水土刚强,其民不衣而褐荐,其民华食而脂肥。北方者,天地所闭藏之域也,其地高陵居,风寒冰冽,其民乐野处而乳食。南方者,天地所长养,阳之所盛处也。其地下,水土弱,雾露之所聚也。其民嗜酸而嗜腐。中央者,其地平以湿,天地所以生万物也。其民食杂而不劳。"阐述了东西南北中的地域环境特点,以及环境对居民体质的影响和地域性疾病。这些理论对深入认识地域环境与体质的关系,不同的地域环境与疾病的关系,不同地域环境的养生特点等,均有积极意义。

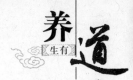

现代医学研究发现,地域环境对人体的影响,除了上述气候、环境、风俗习惯等因素外,还有当地土地资源等因素,如各种微量元素、水源、空气与饮水的污染、植被破坏等等。经医学研究证实,某些地方病往往与当地土壤或水源中某些微量元素缺乏或含量过高有关。这些都是地域环境对人体的不良影响。针对这些因素进行自身保护,就是地域性调摄养生的内容。

✿ 地域性饮食养生特点

我国西北和东北地区,气候寒冷,空气干燥,食物以牛羊肉居多,烹调方式则多为烧、炸、烤,食物气味厚浓。肉类饮食热量较高,有助于抵御寒冷的侵袭,但同时也可能产生燥热偏盛之证,因此还应常用一些滋阴润燥之品。

南方气候炎热,饮食以鱼类、蔬菜居多,烹调方式多为蒸、煮、炒,食物气味清淡。这类饮食热量较低,既可适应外界炎热的天气,也有益于消化吸收。如地处南方的广东,居民喜食汤水,而且不同于北方的饭后饮汤,是饭前饮汤,饮用的次数也比北方多,因为炎热地区腠理开多闭少,出汗较多,人体津液欠缺。此时饮用多量、质佳的汤水,无疑对健康有益。广东居民对汤水的煲制时间及内容相当讲究,尤其是重视不同的时令,饮用不同的汤水。这都是出于调摄养生的需要。

西南地区属于气候比较潮湿的地区,如四川、湖南、湖北,以及沿海的广东、福建等。我们发现在气候寒冷、潮湿的四川和湖南,居民饮食以燥胜湿为主,饮食偏辣,川菜、湘菜以辣而著名;而在气候炎热的广东和福建居民的饮食则以清热利湿为主,煲汤常用苡米、扁豆,凉茶更选用许多清热祛湿药。

因地制宜则为顺,若变换了地域环境,仍保持原来的饮食习惯,就难免出现偏差。如部分从四川南迁广东的居民,饮食习惯一时难以改变,仍日日以辣送食,日久则面生痤疮或大便不通。上述各地饮食风味、饮食习惯,实际是不同地域的居民以饮食为手段调摄人体健康的养生方法,以期与所居住的地域环境达到和谐。因此,认识、研究不同的地域环境、气候条件与人体体质的关系,认识不同地域环境的饮食特点,宣传环境与饮食与健康的关系,在养生方面有着重要意义。

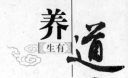

第三章　食物的四性和五味

中医养生是中国传统文化的瑰宝，中药养生源远流长，自古以来，历代医家、儒家、道家、佛家对养生之道做过详细而深刻的论述，逐步形成了我国特有的完整而系统的养生文化。

数千年来，中华养生文化秉承《黄帝内经》核心理论传承发展、生生不息，形成了完备的理论和方法体系。中医养生文化博大精深，富有强大的生命力，中华养生文化体现了"天人合一"的整体观理念，始终把人置身于天地之间，随四时变换而养。正是这种和谐共存、与天地协调一致的理念才使中华养生文化源远流长、久盛不衰，爆发出蓬勃的生命力。

随着生活方式的改变以及疾病谱的变化，人们越来越注重健康。目前，回归自然的养生保健热潮在席卷全球，中医养生保健风靡神州大地，中国五千年以来的中医养生文化受到了各国人们的推崇。养生不仅是健康人预防疾病和延年益寿的方法，也是生病之人的基础疗法。有病就去治病的道理似乎是正确的，其实是片面的。病人应审视自己的生活方式是否健康。从中医视角探讨，正气存内邪不可干，阴平阳秘则身体健康，百病多源于人体内部脏腑阴阳失衡，源于人体内环境平衡的打破。中药作为中医作用发挥的重要载体，在养生过程中发挥着重要的作用，所谓诸多养生方式之首善，历来为医家及养生家所推崇。

食物的四性

四性即寒、热、温、凉四种食性。凉性和寒性，温性和热性，在作用上有一定同性，只是在作用大小方面稍有差别。此外，有些食物其食性平和,称为平性;能减轻或消除热证的食物,属寒凉性;能减轻和消除寒证的食物,属温热性。一般认为,寒凉性食物大都具有清热、泻火,解毒作用,常用于热性病证。温热性食物大多具有温中、助阳、散寒等作用,常用于寒性病证。平性食物则有健脾、开胃、补益身体的作用。

怎么看出食物的四性呢? 有以下几种方法:

1. 根据食物的颜色:如颜色偏绿,性偏寒;颜色偏红,性偏温。绿色植物接近地面,吸收地面湿气,故而性偏寒,如绿豆、绿色蔬菜等。颜色偏红的植物,如辣椒、枣、石榴等,虽与地面接近生长,但果实能吸收较多的阳光,故而性偏热。

2. 根据食物的味道:味苦、味酸的食品偏寒;味甜、味辛的食品性偏热。味苦、味酸的食物性偏寒,如苦瓜、苦菜、芋头、梅子、木瓜等。味辛、味甜者,由于接受阳光照射的时间较长,所以性热,如大蒜、石榴等。

3. 根据食物生长的环境:水生植物偏寒;陆上植物偏热。藕、海带、紫菜等为寒性。而长在陆地中的食物,如花生、姜等,由于长期埋在土壤中,水分较少,故而性热。

背阴食物偏寒;向阳植物偏热。

4. 根据受日光照射的时间:背阴朝北的食物吸收的湿气重,很少见到阳光,故而性偏寒,比如蘑菇、木耳等。而生长在空中或有向阳性的食物,比如向日葵、栗子等,由于接受光照充足,故性偏热。

5. 根据食物生长的时间:冬、夏季食物性偏寒;春、秋季食物性偏热。在冬天里生长的食物,因为寒气重,故而性偏寒,如大白菜、香菇、白萝卜等。在夏季生长的食物,由于接收的雨水较多,也性寒,如西瓜、黄瓜、梨等。

✾ 谷类食物

性平:大米、玉米、青稞、米皮糠(米糠)、番薯(山芋、红薯)、芝麻、黄豆、豌豆、扁豆、蚕豆、赤小豆、黑大豆、燕麦。

性温:糯米、黑米、西谷米(西米)、高粱。

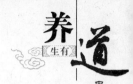

性凉：粟米(小米)、小麦、大麦、荞麦、薏苡仁、绿豆。

❋ 肉类食物

性平：猪肉、猪心、猪肾、猪肝、鸡蛋、鹅肉、驴肉、野猪肉、刺猬肉、鸽肉、鹌鹑、乌鸦肉、蛇肉、蝗虫(蚂蚱)、阿胶(驴皮胶)、牛奶(微凉)、酸牛奶、人奶、甲鱼(微凉)、龟肉(微温)、干贝、泥鳅、鳗鱼、鲫鱼、青鱼、黄鱼、乌贼鱼、鱼翅、鲈鱼、银鱼、鲥鱼、鲤鱼、鲳鱼、鲑鱼、鲨鱼、橡皮鱼、海参(微凉)。

性温：黄牛肉、牛肚、牛髓、狗肉、猫肉、羊肉、羊肚、羊骨、羊髓、鸡肉(微温)、乌骨鸡、麻雀、野鸡肉、鹿肉、熊掌、蛤蚧(大壁虎)、獐肉(河鹿肉)、蚕蛹、羊奶、海马、海龙、虾、蚶子(毛蚶)、淡菜(水菜)、鲢鱼、带鱼、鳊鱼、鲶鱼、刀鱼、青鱼、鲦鱼(白条鱼)、鳟鱼、鳝鱼(黄鳝)、大头鱼。

性凉：水牛肉、鸭肉、兔肉、蛙肉(田鸡)、鲴鱼、鲍鱼。

性寒：鸭蛋(性微寒)、马肉、水獭肉、螃蟹、海螃蟹、蛤蜊(沙哈、海蛤、文蛤)、牡蛎肉、蜗牛、蚯蚓、田螺(大寒)、螺蛳、蚌肉、蚬肉(河蚬)、乌鱼、章鱼。

❋ 果类食物

性平：李子、花红(沙果)、菠萝、葡萄、橄榄、葵花子、香榧子、南瓜子、芡实(鸡头果)、莲子、椰子汁、柏子仁、花生、白果、榛子、山楂、板栗。

性温：桃子、杏子、大枣、荔枝、桂圆肉、佛手柑、柠檬(性微温)、金橘、杨梅、石榴、木瓜、槟榔、松子仁、核桃仁、樱桃。

性凉：苹果(性微凉)、梨、芦柑、橙子、草莓(性微凉)、芒果、枇杷、罗汉果、菱、莲子芯、百合。

性寒：柿子、柿饼、柚子、香蕉、桑葚、杨桃、无花果、猕猴桃、甘蔗、西瓜、甜瓜(香瓜)。

❋ 菜类食物

性平：山药、萝卜(微凉)、胡萝卜、包菜、茼蒿、大头菜、青菜、母鸡头、豆豉、豇豆、土豆、芋头、洋生姜、海蜇、黑木耳(微凉)、香菇、平菇、猴头菇、葫芦。

性温：葱、大蒜、韭菜、芫荽(香菜)、雪里蕻、洋葱、香椿头、南瓜。

性热：辣椒。

性凉：西红柿(微凉)、水芹菜、茄子、油菜、苤蓝、茭白、苋菜、马兰头、菊花脑、菠菜、金针菜(黄花菜)、莴苣(莴笋)、花菜、枸杞头、芦蒿、豆腐(豆腐皮、豆腐干、豆腐乳)、面筋、藕、冬瓜、地瓜、丝瓜、黄瓜、海芹菜(裙带菜)、蘑菇、金针菇。

性寒：慈菇(微寒)、马齿苋、蕹菜(空心菜)、木耳菜(西洋菜)、莼菜、发菜(龙须菜)、蕺菜、竹笋(微寒)、瓠子、菜瓜、海带、紫菜、海藻、地耳、草菇、苦瓜、荸荠。

❋ 其他食物

性平：白糖、冰糖(微凉)、豆浆、枸杞子(微温)、灵芝、银耳(微凉)、燕窝、玉米须、黄精、天麻、党参、茯苓、甘草、鸡内金、酸枣仁、菜油、麻油、花生油、豆油、饴糖(麦芽糖)。

性温：生姜、砂仁、花椒、紫苏、小茴香、丁香、八角、茴香、酒、醋、红茶、石碱、咖啡、红糖、桂花、松花粉、冬虫夏草、紫河车(胎盘)、川芎、黄芪(性微温)、太子参(微温)、人参、当归、肉苁蓉、杜仲、白术、何首乌(微温)。

性热：胡椒、肉桂。

性凉：绿茶、蜂蜜、蜂王浆、啤酒花、槐花(槐米)、菊花、薄荷、胖大海、白芍、沙参、西洋参、决明子。

性寒：酱油、面酱、盐、金银花、苦瓜茶、苦丁茶、茅草根、芦根、白矾。

食物的五味

五味是指食物的辛、甘、酸、苦和咸五种味道。此外，还有一种淡味，由于它不偏不倚，因此就没有将它单独作为一味。不同的味便会产生不

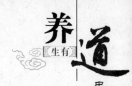

同的功效。

1. 辛味(辣味)　有发散、行气、行血作用。多用于治疗表证。最具有代表性的有生姜、葱、白萝卜、洋葱、大头菜、芹菜、辣椒、胡椒和酒等。

2. 甘味　有补益、和中、缓急等作用。一般用于治疗虚症。如蜂蜜、番茄、丝瓜、竹笋、土豆、菠菜、南瓜、扁豆、胡萝卜、白菜、冬瓜、黄瓜、豆腐、木耳、罗汉果、荔枝、黑芝麻、无花果、百合、牛肉等。

3. 酸味　有收敛、固涩作用。用于治疗虚汗、泄泻、尿频、出汗等症。这方面的食物有醋、乌梅、木瓜、柑、橙子、柠檬、杏、枇杷、山楂、橄榄、番茄等。

4. 苦味　有清热、泻火、燥湿、降气、解毒等作用。用于治疗热症、湿症等。这方面的食物有苦瓜、茶叶、酒、醋、橘皮、百合、白果等。

5. 咸味　有软坚散结、泻下、补益阴血作用。用于治疗瘰疬、痰核、痞块、热结便秘、阴血亏虚之症。可用的食物有盐、海带、紫菜、海蜇、海参、田螺、猪血、猪肉和淡菜。

6. 淡味　有渗湿、利尿作用。用于治疗水肿、小便不利等症,可用食物有薏苡仁、扁豆等。

食物的五味与五脏也有一定关系,一般说来,辛入肺、甘入脾、苦入心、酸入肝、咸入肾。因此,在进行饮食疗法时,应根据病情的不同,选用适当的食物。临床实践证明,心、肾之病忌咸味,脾胃病忌酸味,肝病忌辛味,肺病忌苦味;孕妇及老幼宜淡味,热性疾病宜苦味,清泻宜淡味,滋补宜甘味。

第四章 养生菜肴

✳ 果品类

瓜皮汤

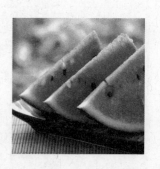

西瓜皮和花生 2 两,麦芽 1 两,米仁 1 两,煮成浓汤,连服六七日,就可以食欲大增。解暑气,增食欲。

【功效】 西瓜性寒,味甘,归心、胃、膀胱经。具有清热解暑、生津止渴、利尿除烦的功效。主治胸膈气壅,满闷不舒,小便不利,口鼻生疮,暑热,中暑,解酒毒等症。

【营养】 西瓜含糖、葡萄糖、蔗糖、苹果酸、瓜氨酸、丙酸、丙氨酸、谷氨酸、精氨酸、胡萝卜素、维生素 C、烟酸、钙、磷、铁等。

小贴士 ▶

防暑:西瓜皮煎汤代茶饮。《本草纲目》:"清肺润肠、和中止渴。"清张璐《本经逢源》:"西瓜能引心包之热,从小肠、膀胱下泄,能解热病大渴,故有天然白虎汤之称。"

吐血、久嗽:西瓜子 9～15 克浓煎。

口疮:西瓜皮烧灰外敷。(《丹溪心法》)

醉酒:西瓜汁一碗。(《现代实用中药》)

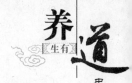
葡萄姜汁饮

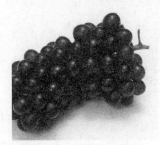

饭前嚼食葡萄干 6～9 克,既能开胃口,又可补虚弱。对于胃虚呕吐的患者,可取葡萄汁一小杯,加生姜汁少许,调匀喝下,有健脾止吐的功效。

【功效】 葡萄味甘、微酸,归肾、肝、胃经。有补气血、益肝肾、生津液、强筋骨、止咳除烦、补益气血、通利小便的功效。生姜能解表、和胃、温经止痛。

【营养】 葡萄不仅味美可口,而且营养价值很高,成熟的浆果中含糖量高达 10％～30％,以葡萄糖为主,可被人体直接吸收。还含有矿物质钙、钾、磷、铁以及多种维生素,以及多种人体必需氨基酸。

小贴士

慢性胃炎:红葡萄酒,每次 15 毫升,一日 2～3 次。

声音嘶哑:葡萄汁 15 毫升,甘蔗 15 毫升混合,温后服,一日 3 次。

贫血、心慌:葡萄酒适量,一日 1～2 次。

川贝雪梨

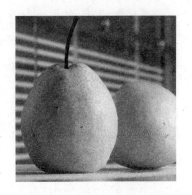

梨一个、川贝母 3～5 个研末、冰糖适量,于碗中捣碎,入蒸笼中蒸制半个小时后食用。

【功效】 梨味甘、微酸,性寒,无毒。富含糖、蛋白质、脂肪、碳水化合物及多种维生素,对人体健康有重要作用。可助消化、润肺清心、消痰止咳、退热、解毒疮的功效,还有利尿、润便的作用。川贝具有润肺止咳化痰平喘,清热化痰的功效。

【营养】 梨的含糖量在 15％ 以下,每天的食用量可在 300～

500克,糖尿病人可以食用。主治热嗽,止渴。可利大小便,除贼风,止心烦气喘热狂。润肺凉心,消痰降炎,解疮毒、酒毒。

小贴士

小儿风热:雪梨洗净切片,与米共煮粥食用。

消渴饮水:用香水梨,或鹅梨,或江南雪梨都可以,取它的汁加蜜水熬成后,用瓶收藏。随时可用白开水调服。

冰糖桃子

鲜桃3个,削去外皮,加冰糖30克,隔水炖烂后去核食用,可生津润肺。

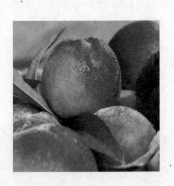

【功效】 桃子性热而味甘、酸,有补益、补心、生津、解渴、消积、润肠之功效。冰糖能养阴生津,润肺止咳。

【营养】 桃子营养丰富。每100克果肉含糖7~15克,有机酸0.2~0.9克,蛋白质0~0.8克,脂肪0.1~0.5克,含维生素C3~5毫克,维生素B$_1$0.01~0.02毫克,维生素B$_2$0.2毫克,类胡萝卜素1180毫克。桃子味甘而性温,不可过量食之,过食之则生热。李时珍曾说:"生桃多食,令人腹胀及生痈疖,有损无益。"所以拿桃子当饭吃很容易上火,严重的还会令身上起疮,尤其是平时内热偏盛、易生疮疖的人,更不宜多吃。桃还具有药用价值。唐代药物学家孙思邈称其为"肺之果",还说"肺病宜食之"。按中医称肺为"娇脏",喜湿润,恶干燥。桃子富含胶质物,这类物质到大肠中能吸收大量的水分,能达到预防便秘的效果。

小贴士

美容:将桃晒成干(桃脯),经常服用,能起到美容养颜的作用。《大明本草》

便秘:鲜桃生食,用于肠燥便秘。

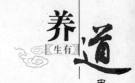

石榴山楂汁

石榴皮、山楂,各25克,水煎温服。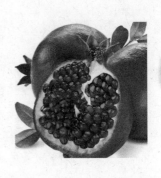

【功效】 石榴性味甘、酸涩,性温,具有杀虫、收敛、涩肠、止痢等功效。山楂能消食积,散淤血。

【营养】 石榴果实营养丰富,维生素C含量比苹果、梨要高。

小贴士

解酒:晋人潘岳《安石赋》记载,石榴"御肌疗渴,解酲止醉"。

皮癣:石榴皮炒成炭,研末,加芝麻油适量,调成稀糊,涂患处,每日2次。连续应用。

米酒樱桃

用米酒泡鲜樱桃,十天后早晚各服10～20毫升,可缓解风湿疼痛及麻木。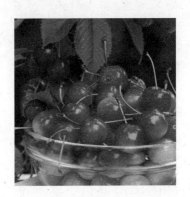

【功效】 樱桃味甘性温,入脾、肝经。有调中补气、祛风湿等功能。

【营养】 樱桃营养特别丰富,每百克樱桃中含铁量多达59毫克,居于水果首位;维生素A含量比葡萄、苹果、橘子多4～5倍。

此外,樱桃中还含有维生素A、维生素B、维生素C及钙、磷等矿物元素。因为含钾量高,所以肾病患者慎食。

小贴士

冻疮:鲜果泡于乙醇中,密封贮至冬季,涂抹患处。

缺铁性贫血:樱桃含铁量高,位于各种水果之首。铁是合成人体血红蛋白、肌红蛋白的原料,在人体免疫、蛋白质合成及能量代谢等过程中,发挥着重要的作用,同时也与大脑及神经功能、衰老过程等有着密切关系。常食樱桃可补充体内对铁元素量的需求,促进血红蛋白再生,既可防治缺铁性贫血,又可增强体质,健脑益智。

养颜美容:樱桃汁涂擦面部及皱纹处,能使面部皮肤红润嫩白,去皱消斑。用鲜果去核煮烂,加白糖拌匀,早晚各服一汤匙,也可用以涂擦冻疮,有良好的效果。

生姜柿饼

柿饼 1 枚,去皮生姜 4 克,先将柿饼横切成两半,生姜切碎夹在柿饼内,以文火焙熟,去姜吃柿饼,可改善小儿咳嗽。

【功效】 柿子味甘、涩,性寒,归肺经。能润肺化痰,生津止渴、涩肠。生姜能解表、和胃、温经止痛。

【营养】 柿子含有丰富的蔗糖、葡萄糖、果糖、蛋白质、胡萝卜素、维生素 C、瓜氨酸、碘、钙、磷、铁、锌。柿子含单宁,易与铁质结合,从而妨碍人体对食物中铁质的吸收,所以贫血患者应少吃为好。服用铁剂时不宜吃柿子。柿中鞣酸与铁结合成沉淀,可引起胃肠不适,甚至绞痛,同时影响铁剂吸收。患有慢性胃炎、排空延缓、消化不良等胃动力功能低下者,胃大部切除术后,不宜食柿子。

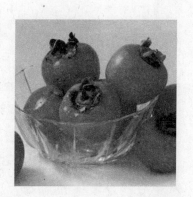

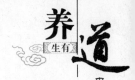
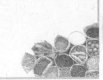

小贴士

咽喉肿痛：柿霜 3 克，温开水化服，一日三次。

带状疱疹：柿子汁，涂患处，日数次。

口腔炎：柿霜，抹患处，一日三次。

山楂荷叶饮

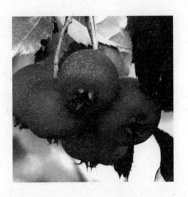

山楂 15 克加荷叶 12 克，水煎代茶制成山楂荷叶饮，能够改善血压和血脂。

【功效】 山楂酸、甘，微温，归脾、胃、肝经，消食化积，活血散淤，用于肉食积滞、腹痛泄泻、产后淤阻、疝气疼痛。荷叶味苦、辛、微涩、性凉，归心、肝、脾经，清香升散，具有消暑利湿、健脾升阳、散淤止血的功效。荷叶泡水饮可瘦身。

【营养】 山楂含糖类、蛋白质、脂肪、维生素 C、胡萝卜素、淀粉、苹果酸、枸橼酸、钙和铁等物质，具有降血脂、血压、强心和抗心律不齐等作用。山楂内的黄酮类化合物是一种抗癌作用较强的药物，山楂提取物对癌细胞体内生长、增殖和浸润转移均有一定的抑制作用。

小贴士

消化不良：山楂 20 克，每日泡水代茶喝。

产后腹痛：山楂 30 克，香附 15 克。浓煎顿服，每日 2 次。

橘皮饮

鲜橘皮两到三个，加水煎，加入适量白糖，代茶饮。

【功效】 橘子全身都是宝。吃橘子剥下来的皮为陈皮，性温、味辛、苦，入肺、脾经，有健胃、祛痰、镇咳、驱风利尿、止逆和止胃痛的功效。橘皮外面红色的薄皮为橘红，性燥，可燥湿化痰，主要应用于喉痒咳嗽，痰

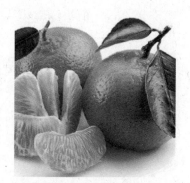

多不利之症。中间白色网格状络丝为橘络，性味苦平，可化痰、通经。果核叫橘核，性温味苦，功能理气、散结、止疼。未成熟的果皮又叫青皮，性味苦、辛、温，入肝、胆经，具疏肝破气、散积化滞、止疼功效。

【营养】 橘子的营养成分十分丰富，每100克柑橘可食用部分约含糖10克，维生素C 50毫克。其维生素C含量最高，是人体最好的维生素C供给源。橘皮所含营养丰富，尤其富含维生素B_1、维生素C和挥发油，挥发油中主要含柠檬烯等物质。橘皮中含有的维生素C远高于果肉，维生素C为抗坏血酸，在体内起着抗氧化的作用，能降低胆固醇，预防血管破裂或渗血；维生素C、维生素D配合，可以增强对坏血病的治疗效果；经常饮用橘皮茶，对患有动脉硬化或维生素C缺乏症者有益。柑橘也不能多吃。柑橘内含大量胡萝卜素，入血后转化为维生素A，积蓄在体内，使皮肤泛黄，即导致"胡萝卜血症"，俗称"橘黄症"，继而出现恶心、呕吐、食欲不振、全身乏力等综合症状。

小贴士

乳腺炎：鲜橘核30克，少量黄酒，入锅炒黄。加水煎，每日一煎，分两次服完。或者外敷：鲜橘核，捣烂，加入醋调成糊状，敷于患处。

咳嗽痰多：橘皮、生姜、苏叶各6克，水煎后加红糖服。

受寒胃腹疼痛：橘络3克、生姜6克，水煎后加糖服。

冰镇香蕉

取香蕉一根去皮，置入保鲜袋，放冰箱冷冻室冷冻，食用可祛暑。

【功效】 香蕉味甘，性寒，可清热解毒，利尿消肿，安胎。也可清热润肠，促进肠胃蠕动。但脾虚泄泻者不宜多食。

【营养】 香蕉每100克果肉含碳水化合物20克、蛋白质1.2克、脂肪 0.6 克;含多种微量元素和维生素。其中维生素 A 能促进生长,增强对疾病的抵抗力,是维持正常的生殖力和视力所必需;硫胺素能抗脚气病,促进食欲、助消化,保护神经系统;核黄素能促进人体正常生长和发育。香蕉除了能平稳血清素和褪黑素外,它还含有可具有让肌肉松弛效果的镁元素,工作压力比较大的朋友可以多食。

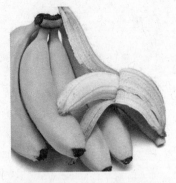

小贴士

腹泻:香蕉入锅中连皮蒸,趁热吃下,每次 1~2 个,每日三次。

荔枝红枣饮

荔枝含有丰富维生素,可促进毛细血管的微循环;红枣有养血补血的作用。同食,可起到更好的补血及美容养颜功效。

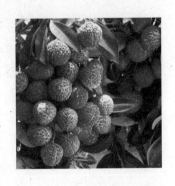

【**功效**】 荔枝性热,适宜体质虚弱、病后津液不足、贫血者;也适宜脾虚腹泻或老年人五更泻、胃寒疼痛者。荔枝性热,所以对于出血病患者、糖尿病患者、妇女妊娠以及小儿均应忌食。老年人多食荔枝可加重便秘。长青春痘、生疮、伤风感冒或有急性炎症时,也不适宜吃荔枝。荔枝火气很大,大量食用鲜荔枝,会导致人体血糖下降、口渴、出汗、头晕、腹泻,甚至出现昏迷和循环衰竭等症,医学上称为"荔枝病",即血糖症。红枣味甘,性温,归脾胃经,有补中益气,养血安神,缓和药性的功能。

【**营养**】 荔枝所含丰富的糖分能补充能量;荔枝肉含丰富的维生素 C 和蛋白质;荔枝有消肿解毒、止血止痛的作用;荔枝拥有丰富的维生素,可促进微细血管的血液循环,防止雀斑的发生,令皮肤更加光滑。

虚弱贫血:荔枝干、大枣各7枚,水煎服,每日一次。

痢疾:荔枝壳、石榴皮各15克,甘草10克,水煎服。

菠萝茅根饮

菠萝、鲜白茅根煎汤服,或煎汁代茶饮,可去水肿,利小便。

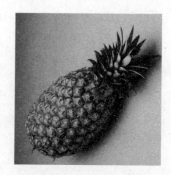

【功效】 菠萝味甘、微酸,性微寒,有清热解暑、生津止渴、利小便的功效,可用于伤暑、身热烦渴、腹中痞闷、消化不良、小便不利、头昏眼花等症。白茅根有凉血、止血、清热、利尿的作用。

【营养】 菠萝含有大量的果糖,葡萄糖,维生素B、维生素C,磷,柠檬酸和蛋白酶等物质。每100克果肉中含维生素C可高达42毫克。此外,钙、铁、磷等含量丰富。李时珍在《本草纲目》中说,菠萝可以健脾胃、固元气。因此,饭后吃些菠萝能起到解油腻、助消化的作用,还可以缓解便秘。菠萝中所含糖、盐类和酶有利尿作用,适当食用对肾炎,高血压病患者有益。

胃阴不足,烦渴口干:菠萝榨汁,加热后饮用。

甘蔗饮

嚼咽甘蔗汁或绞汁饮,或与鲜生地、石斛、芦根、梨等绞汁饮,可醒酒。

【功效】 甘蔗味甘、性寒,归胃、肺经,能清热除烦、生津润燥、和中下气。

【营养】 甘蔗含有丰富的糖分、水分，还含有对人体新陈代谢非常有益的各种维生素、脂肪、蛋白质、有机酸、钙、铁等物质。甘蔗不但能给食物增添甜味，而且还可以提供人体所需的营养和热量。含蛋白质、脂肪、糖类、钙、磷、铁、各类氨基酸及维生素等。

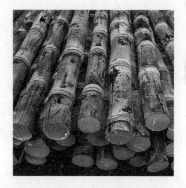

小贴士

咳嗽痰稠：本品与梨绞汁服，或甘蔗汁煮粥食。

反胃呕吐：甘蔗汁与生姜汁合服。

冰糖桑葚

鲜桑葚加水 2 碗煎至 1 碗，用冰糖调味服用，可补肝益肾、养阴润燥，尤其适合神经衰弱、失眠、习惯性便秘者及肠燥便秘的老年人食用。

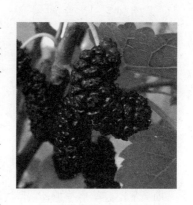

【功效】 桑葚甘、酸，性寒，归肝、肾经，可滋阴补血、生津润燥。中医认为冰糖具有润肺、止咳、清痰和去火的作用。冰糖桑葚用于肝肾不足和血虚精亏的头晕目眩、腰酸耳鸣、须发早白、失眠多梦、津伤口渴、肠燥便秘。适合肝肾阴血不足者，少年发白者，病后体虚、体弱、习惯性便秘者。但体虚便溏者不宜食用，儿童不宜大量食用。

【营养】 桑葚含糖、蛋白质、脂肪、糅酸、苹果酸及维生素 A、维生素 B_1、维生素 B_2、维生素 C、铁、钠、钙、镁、磷、钾、胡萝卜素和花青素。桑葚油的脂肪酸主要由亚油酸和少量的硬脂酸、油酸等组成。

花生通乳汤

　　花生仁、黄豆、猪蹄适量,同炖食之,可通乳。

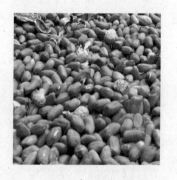

　　【功效】 花生味甘,性平,归脾、肺经。能补脾益气、润肺化痰。黄豆味甘、性平,入脾、大肠经,能杀乌头、附子毒;具有健脾宽中,润燥消水、清热解毒、益气的功效。猪蹄味甘、咸,性平。滋胃液以滑皮肤,长肌肉,一般多用来催乳,治产后气血不足,乳汁缺乏。

　　【营养】 花生是一种高营养的食品,里面含有蛋白质 25%～36%,脂肪含量可达 40%,花生中还含有丰富的维生素 B_2、维生素 A、维生素 D、维生素 E、钙和铁等。

蜜炒南瓜子

　　南瓜子与蜂蜜一起炒,每日 20～30 克食用,有较好的驱虫作用。

　　【功效】 南瓜子性平,味甘,祛虫,疗水肿。

【营养】 南瓜子含有胡萝卜素、卵白质,锌以及维生素 A、维生素 B$_1$、维生素 B$_2$ 等人体所必要的多种营养成分。南瓜子有很好的杀灭人体内寄生虫(如蛲虫、钩虫等)的作用。对血吸虫幼虫也具有很好的杀灭作用,是血吸虫病的食疗佳品。含有丰富的泛酸,可以缓解静止性心绞痛,并有降压的作用。

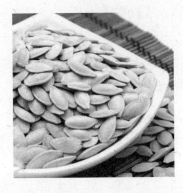

蜜汁枇杷

枇杷煎汤取汁,加蜂蜜熬膏服,可辅助治疗咳嗽。

【功效】 琵琶味甘,微酸,性凉,归肺、胃经。能润肺止咳,生津止渴,和胃降逆。

【营养】 枇杷含有丰富的钾元素和维生素 A,每 100 克枇杷中,水分占 87%,含蛋白质 0.4 克、脂肪 0.2 克和碳水化合物 12 克,能提

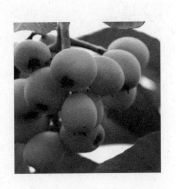

供 196.7 千焦的热量。枇杷不仅味道鲜美、营养丰富,还有生津润肺、清热健胃、利尿滋补和强身健体的功效,对促进消化、解暑、润肺止咳、预防感冒都有较好的作用。

小贴士

痱疹:枇杷叶煎汤,加入浴水中沐浴。

清暑热:鲜枇杷叶、鲜竹叶各 15 克,煎汤代茶饮。

梅枣杏仁饼

乌梅 1 个,红枣 2 枚,杏仁 7 枚,面粉 100 克,白糖及植物油适量。前三位捣碎与面粉、白糖和匀,在锅中烙成金黄色,早晚分食。具缓急止痛功能,适用于急性胃痉挛、胃痛。

【功效】 乌梅味酸,性平,归肺、肝、胃、大肠经,能敛肺止咳、生津止渴、涩汤止泻、安蛔。杏仁苦微温,有小毒,具有止咳平喘、润肠通便之功效。

【营养】 乌梅果实含枸橼酸、苹果酸、草酸、琥珀酸、和延胡索酸总酸量 4%～5.5%,以前两种有机酸的含量较多。所含挥发性成分,主要有苯甲醛、4-松油烯醇、苯甲醇和棕榈酸。另有报道,乌梅中还含超氧化物歧化酶,可以抗氧化。

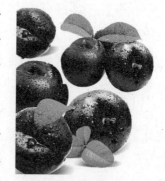

小贴士

肺虚久咳:乌梅煎汤取汁,调入蜂蜜,送服甜杏仁。

胃炎呕吐腹痛:乌梅泡白酒,每次服 10～20 毫升,每日两次。

阿胶大枣

阿胶加黄酒隔水蒸,至阿胶全部融化后,放入大枣,拌匀,继续上锅蒸,蒸至熟,出锅,晾干。补脾益气,养血安神。

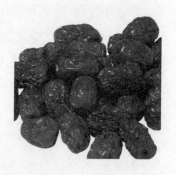

【功效】 大枣味甘,性平,具有补虚益气、养血安神、健脾和胃等作用。大枣能润心肺、止咳、补五脏、治虚损、安中养脾、平胃气等。阿胶,补血滋阴,润燥,止血。用于血虚萎黄,眩晕心悸,心烦不眠,肺燥咳嗽。

【营养】 大枣富含蛋白质、脂肪、糖类、胡萝卜素、B族维生素、维生素C、维生素 D 以及钙、磷、铁和环磷酸腺苷等营养成分。其中维生素 C 的含量在果品中名列前茅,有维生素王之美称。红枣所含有的环磷酸腺苷,是人体细胞能量代谢的必需成分,能够增强肌力、消除疲劳、扩张血管、增加心肌收缩力、改善心肌营养,对防治心血管系统疾病有良好的作用。

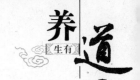

白果莲肉粥

白果 6 克，莲肉 15 克，糯米 50 克。将白果、莲肉、糯米与适量水，慢火煮成稠粥。该粥补肝肾，止滞浊，主治下元虚惫，妇女赤白带下，小儿遗尿，老人尿频。

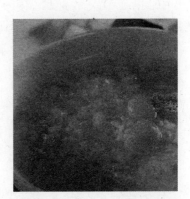

【功效】 白果味甘、微苦、涩，性平。归肺、脾、肾经。能敛肺平喘，益脾止泻，止带缩尿。需要注意的是白果不可生食。生食或熟食过多均可引起中毒。中毒时可出现头痛、发热、惊厥、烦躁、呕吐、呼吸困难等。

【营养】 白果每 100 克含蛋白质 6.4 克，脂肪 2.4 克，碳水化合物 36 克，粗纤维 1.2 克，蔗糖 52 克，钙 10 毫克，磷 218 毫克，铁 1 毫克，胡萝卜素 320 微克，核黄素 50 微克，以及白果醇、白果酚、白果酸等多种成分。

核桃仁鸡丁

核桃仁 100 克，鸡脯肉 250 克，水发香菇 15 克，玉兰片 15 克，火腿 10 克，蛋清 1 个，清汤 100 克，料酒 10 克，鸡油 10 克，植物油 100 克，精盐、味精、湿淀粉适量。鸡脯肉去筋切丁，用蛋清和湿淀粉浆好，香菇、玉兰片、火腿切成小菱形块,核桃仁用热油稍炸至呈黄色。将鸡丁用热油滑至七成熟,滗去油,再放入配料及味精、料酒、盐少许,用湿淀粉勾芡,淋上鸡油,出勺时放入核桃仁,翻炒两下即成。补肾壮阳,双补气血,明目健身。适宜于肾阳不足的阳痿、尿频,肺肾两虚的咳嗽、气喘,精血亏少的眩晕、便秘,以及身体虚弱的神倦乏力、面色无华等症。

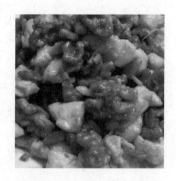

【功效】 核桃仁味甘,性温,归肾、肺、大肠经,具补肾、温肺、润肠功效。用于腰膝酸软、阳痿遗精,虚寒喘嗽、大便秘结。

【营养】 胡桃仁含粗蛋白 22.18%,其中可溶性蛋白的组成以谷氨酸为主,其次为精氨酸和天冬氨酸,含糖类、维生素 A、维生素 B、维生素 C 等。

小贴士

慢性支气管炎:核桃肉,每次 3 个,早晚一次。

虚喘:核桃肉 1 千克,捣碎,加入 1 千克蜂蜜,搅匀,装瓶,每次一勺,一日两次,开水送服。

❋ 蔬菜类

韭菜爆虾

韭菜 200 克,鲜虾 100 克。将鲜虾炒熟去壳,再将切好的韭菜同放锅内爆炒,放入适量的酒和食盐调味食用,具有较好的温阳效果。

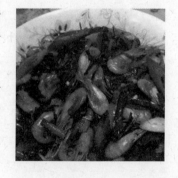

【功效】 韭菜味甘、辛,性温,归肾、胃、肝经,能补肾助阳,温中开胃,散淤血、固精。需要注意的是韭菜性偏温热,凡阴虚内热或眼疾、疮疡肿毒不宜食用。

【营养】　韭菜富含各类营养物质,富含钾、维生素等元素,改进体内钾钠平衡,具有促进食欲和降低血脂的作用,抑制食物中胆固醇的吸收,对高血压、冠心病、高血脂等有一定疗效。刺激排尿,去除体内过多的水分。

小贴士

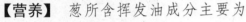

阴虚盗汗:韭菜根 60 克,水煎服。

小儿遗尿:韭菜子 9 克,研末和白面做饼。

葱姜茶

葱白 30～50 克,生姜 3 片,红糖 10克共煮汁,去渣温服。可解表散寒,用于外感风寒引起的恶寒发热、头痛鼻塞。

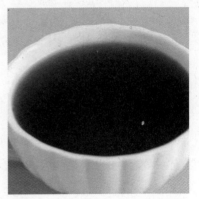

【功效】　葱白味辛,性温,归肺、胃经,具发汗解表、通阳散寒、驱虫、解毒功效。生姜味辛,性微温,有化痰、止呕的功效,主要用于恶心呕吐及咳嗽痰多等症。

【营养】　葱所含挥发油成分主要为含硫化合物、不饱和脂肪酸等,这些成分有助于消化、抗癌及杀菌消毒,如痢疾杆菌等。葱叶部分含更多维生素 A、维生素 C。香葱所含果胶,可明显地减少结肠癌的发生,有抗癌作用,葱内的蒜辣素也可以抑制癌细胞的生长。葱中所含大蒜素,具有明显的抵御细菌、病毒的作用,尤其对痢疾杆菌和皮肤真菌抑制作用更强。

小贴士

预防流感：葱白 500 克，大蒜头 250 克，切碎加水煎煮，每日服三次，每次一茶杯。

风寒感冒：葱 30 克，淡豆豉 10 克，生姜 3 片，黄酒 30 毫升。将葱、淡豆豉、生姜并水 500 毫升入煎，煎沸再入黄酒一、二沸即可。此汤具有发散风寒，理气和中的功效，适用于外感风寒，恶寒发热、头痛、鼻塞、咳嗽等病症。适量葱白，数片生姜，加水煎煮，汤中加入适量红糖，一日三次。

葱枣汤：大枣 20 枚，葱白 7 根。将红枣洗净，用水泡发，入锅内，加水适量，用文火烧沸，约 20 分钟后，再加入洗净的葱白，继续用文火煎 10 分钟即成。服用时吃枣喝汤，每日 2 次。此汤具有补益脾胃、散寒通阳的功效，可辅治心气虚弱、胸中烦闷、失眠多梦、健忘等病症。

大蒜炖乌鱼

大蒜 100～150 克，乌鱼 400 克，调料适量。大蒜去皮，生鱼去肠杂，洗净，同放入搪瓷碗或砂锅内，调料适量，隔水炖熟。早晚温热食，具健脾利水消肿功效。适用于营养不良性水肿、肝硬化腹水、慢性肾水肿等。连用效佳。治肾病不放盐。

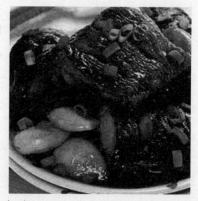

【功效】 大蒜味辛、甘，性温，归脾、胃、肺经，能温中健胃、消食、解毒、杀虫。用于脘腹冷痛、饮食积滞、饮食不洁或食物中毒、呕吐腹泻、肠胃不和、痢疾。现代又用于高血压病、高脂血症、流感、流脑等。注意事项：大蒜是湿热之品，亦有刺激性，能刺激肝、肺、胃及眼睛，若患有肝热或肝炎患者、脾胃火重者、眼睛痛或有炎症者宜戒之。大蒜多食则伤脾、损肺、坏肝、伤耳、生痰、发嗽。乌鱼性寒、味甘，归脾、胃经，能够补心养阴、澄清肾水、行水渗湿、解毒去热。

【营养】 大蒜富含蛋白质、脂肪、碳水化合物、维生素、矿物质、挥发油,具有杀菌作用。大蒜可抗癌,降低胆固醇。大蒜含挥发油约0.2%,油中主要成分为大蒜辣素,具有杀菌作用,是大蒜中所含的蒜氨酸受大蒜酶的作用水解产生。

小贴士

腹泻:大蒜五头,烧熟后食用。

感冒:大蒜头、生姜、切成片,加水煮,放入适量红糖,睡前一次服用。

肾虚阳痿、腰膝冷痛:去皮大蒜、羊肉,加水用文火炖熟,加调料。可暖腰膝、补肾气。

芫荽皮蛋粥

香菜30克,大米100克,皮蛋1枚,调味品适量。先取大米煮粥,将香菜洗净,切细,将皮蛋切成小块状。煮至粥熟时下香菜、皮蛋及调味品等,再煮一二沸即成。适用于风寒感冒、麻疹疹出不畅等。

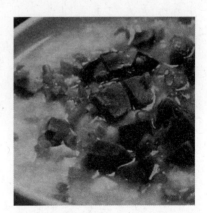

【功效】 香菜味辛,性温,归脾、胃、肺经,能健胃消食、发汗透疹、利尿通便、驱风解毒。

【营养】 香菜内含维生素C、胡萝卜素、维生素B_1、维生素B_2等,同时还含有丰富的矿物质,如钙、铁、磷、镁等,其挥发油含有甘露糖醇、正葵醛等,可开胃醒脾。香菜中含的维生素C的量比普通蔬菜高得多,一般人食用7~10克香菜叶就能满足人体对维生素C的需求量。香菜中所含的胡萝卜素要比西红柿、菜豆、黄瓜等高出10倍多。

脾胃不和，食欲不振：芫荽作凉菜拌食。

　　麻疹初起：芫荽、葱白适量煎汤，一日三次，或做香菜粥食用。

　　伤风感冒：香菜 30 克，麦芽糖 15 克，加米汤半碗，糖蒸溶化后服。

生姜红枣茶

　　姜 5 片，红枣 8 个，红糖 5 克，枸杞子 10 克，花椒 8 颗。红枣用温水泡发后备用，可以去核切丝，红枣、生姜、枸杞子和花椒放锅内，加红糖，加水两碗，大火煮沸，文火使锅中收水至大约 1 碗即可。

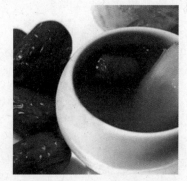

　　【功效】　生姜皮性辛凉，治皮肤水肿，行皮水。生姜汁辛温，辛散胃寒力量强，多用于呕吐。干姜辛温，回阳通脉，温脾寒力量大，炮姜味辛苦走里不走表，温下焦之寒。炮姜炭性温，偏于温血分之寒；煨姜苦温，偏于温肠胃之寒。生姜辛而散温，益脾胃，善温中降逆止呕，除湿消痞，止咳祛痰，以降逆止呕为长。大枣性温，味甘，具有益气补血、健脾和胃、祛风的功效。

　　【营养】　生姜含有辛辣和芳香成分。辛辣成分为一种芳香性挥发油脂中的"姜油酮"。其中主要为姜油萜、水茴香、樟脑萜、姜酚、桉叶油精、淀粉、黏液等。

　　发汗解表、温肺止咳：生姜 10 片，茶叶 7 克，煎水趁热饮服。

　　空调房间待久后引起的浑身发紧，头胀：随时口含生姜片或每天用 2～3 片生姜泡水喝，身体的不适马上消除。

　　急性肠胃炎：生姜 5 片，茶叶 20 克，大蒜 1 头，捣碎，煎水调红糖适量饮下，每日 3 次。

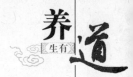

萝卜炖羊肉

萝卜 500 克,羊肉 500 克,先煮烂,再加陈皮 3 克,生姜 3 克,并调以少量胡椒,葱白 5～6 根,用文火炖。具有补胃益气,散寒壮阳,滋补增食等作用。

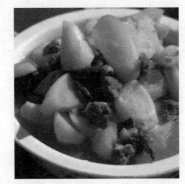

【功效】 萝卜凉、甘、辛,能清热生津、凉血止血、顺气消食。羊肉味甘,性温,能补血益气、温中暖肾。

【营养】 萝卜的营养比较丰富。萝卜及秧苗和种子,在预防和治疗流行脑炎、煤气中毒、暑热、痢疾、腹泻、热咳带血等病方面,有较好的效果。

小贴士

咳嗽:生萝卜切片或绞汁,加白糖服用,或配伍生姜汁服用。小儿咳嗽可用萝卜煮水代茶饮。

热病口渴,或消渴口干:本品绞汁服,或同藕、甘蔗、梨、鲜芦根绞汁服,效果更好。

食积不消,脘腹胀满:宜用本品煮粥。

胡萝卜炖牛肉

牛肉 500 克,胡萝卜 150 克,枸杞子 30 克,适量的面粉、胡椒粉和盐,可健脾益胃。

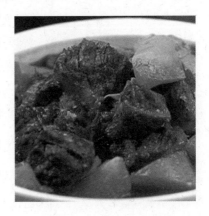

【功效】 胡萝卜味甘,性平(生食偏凉)。归脾、肝、肺经。能健脾消食,补肝明目,下气止咳,清热解毒。牛肉味甘、性平,归脾、胃经。牛肉具有补脾胃、益气血、强筋骨、消水肿等功效。

【营养】　胡萝卜富含蔗糖、葡萄糖、淀粉、胡萝卜素及钾、钙、磷等。每100克鲜重含胡萝卜素1.67～12.1毫克，比番茄高5～7倍，食用后经消化分解成维生素A，有防止夜盲症和呼吸道疾病的作用。胡萝卜的营养价值很高，大部分营养物质是无氮浸出物，并含有甘蔗糖和果糖，故具甜味，蛋白质含量也较其他块根为多。值得注意的是胡萝卜不宜与白萝卜、人参、西洋参一同食用；不宜去皮食用，胡萝卜的营养精华就在表皮，洗胡萝卜时不必削皮，洗净即可。吃胡萝卜时不要喝酒，因为此类胡萝卜素的浓度很高时，碰上乙醇，就会和自由基结合，使胡萝卜素由抗氧化剂转变成会攻击正常细胞的促氧化剂。体弱气虚者不宜食用；常人也切忌多食久食，以免耗伤正气。

小贴士

　　肺热咳嗽，百日咳：本品绞汁服，或同大枣煎汤服。

　　肝虚目暗、夜盲，或小儿疳积目昏眼干：胡萝卜加猪油煮粥，也可以配伍猪肝煮汤食用。

　　消化不良，食积胀满：本品加红糖煮粥。

上汤白菜

　　白菜心或娃娃菜200克，高汤200克，皮蛋1枚，枸杞20克，大蒜3瓣，淀粉适量。皮蛋切丁，白菜心洗净，大蒜去皮备用，锅中注油下入大蒜小火煎成金黄色，放入高汤，水开后下白菜心、皮蛋丁及枸杞，煮到白菜心变软，盛出。锅中汤中加入少许淀粉勾芡，浇在娃娃菜上即可。可健脾养胃生津。

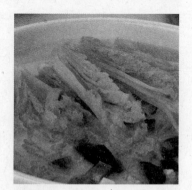

【功效】　白菜味甘，性微寒，归肺、胃、膀胱经，能清热除烦，利小便。值得注意的是白菜性偏寒凉，胃寒腹痛、大便溏泻及寒痢者不可多食。

【营养】　白菜的水分含量约95%，而热量很低。一杯熟的白菜汁

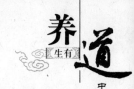

能提供几乎与一杯牛奶一样多的钙。所以很少使用乳制品的人可以通过食用足量的大白菜来获得更多的钙。白菜中,铁、钾、维生素A的含量也比较丰富。白菜含有丰富的粗纤维。特别适合肺热咳嗽、便秘、肾病患者多食,同时女性也应该多吃。

小贴士

肺热口渴及咳嗽:白菜加萝卜煮粥。或白菜绞汁,加蜂蜜服用。

感冒:大白菜根3个,洗净切片,大葱7个,共煮汤,加白糖适量,趁热喝下,盖被出汗即愈。

消化性溃疡出血:白菜捣烂,加温,食前饮服。一日2次。

芹菜炒鱿鱼

芹菜梗350克,鱿鱼干100克,干辣椒3个,大蒜2瓣,佐料适量。将鱿鱼在开水中烫一下捞起来去腥,热锅温油,下入生姜和蒜爆香,倒入芹菜煸炒出香味后加盐,再把鱿鱼和干辣椒加入煸炒均匀,倒入少许水。盖上锅盖焖烧3分钟后加入佐料出锅。可清热平肝,生津润燥。

【功效】 芹菜味辛、甘,性凉。归肝、胃、膀胱经。能清热平肝,健胃下气,利小便。

【营养】 芹菜含有丰富的维生素,钙、铁、磷等矿物质含量也多,此外还有蛋白质、甘露醇和食物纤维等成分。芹菜具有降血压、降血脂、防治动脉粥样硬化的作用;对神经衰弱、月经失调、痛风、抗肌肉痉挛也有一定的辅助食疗作用;它还能促进胃液分泌,增加食欲。特别是老年人,由于身体活动量小、饮食量少、饮水量不足而易患大便干燥,经常吃点芹菜可刺激胃肠蠕动利于排便。

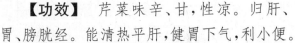

小贴士

　　饮酒过度,烦热口渴:如《本草拾遗》,单用本品绞汁服。

　　热病、烦热口渴:《滇南本草》中治小儿发热,以本品配车前子、麦芽水煎服,可引热下行,益胃消食。

　　头晕目眩:本品绞汁服或作凉菜食用。对于高血压有一定的疗效。

菠菜猪肝汤

　　菠菜 30 克,猪肝 100 克,调料适量。菠菜洗净切段,猪肝洗净切片。水烧沸后,入生姜丝和少量食盐调味,再放猪肝、菠菜,熟后食。具养肝明目、补血功效。适用于夜盲症及缺铁性贫血等症。

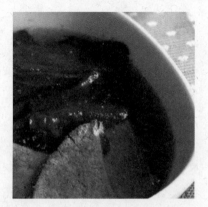

　　【功效】　菠菜味甘,性凉,归大肠、胃、肝经。猪肝味甘、苦,性温,归肝经,补肝明目,养血。菠菜猪肝汤能润燥滑肠、清热除烦、生津止渴、养肝明目。值得注意的是菠菜不能与黄瓜同吃。黄瓜含有维生素 C 分解酶,而菠菜含有丰富的维生素 C,所以二者不宜同食。菠菜不宜与牛奶、豆腐等钙质含量高的食物同食。菠菜不能与黄豆同吃。若与黄豆同吃,会对铜的释放量产生抑制作用,导致铜代谢不畅。菠菜不能与钙片同吃。菠菜富含草酸,草酸根离子在肠道内与钙结后易形成草酸钙沉淀,不仅阻碍人体对钙的吸收,而且还容易形成结石。所以菠菜食用前要先在沸水中焯一下。小孩及中老年人在服用钙片前后 2 小时内应尽量避免食用菠菜、青椒、香菜等含草酸较多的食物。患有尿路结石、肠胃虚寒、大便溏薄、脾胃虚弱、肾功能虚弱、肾炎和肾结石等病症者不宜多食。

　　【营养】　菠菜指植物菠菜的带根全草,营养价值丰富,菠菜叶含锌、叶酸、氨基酸和叶黄素等。菠菜含有丰富的维生素及矿物质,尤其维生素 A、维生素 C 含量是所有蔬菜类之冠，人体造血物质铁的含量也比其他蔬菜为多，对于胃肠障碍、便秘、痛风、皮肤病、各种神经疾病、贫血确有特殊食疗效果。常食菠菜，具有通便清热、理气补血、防病抗衰等功效，它对各种贫血症和糖尿病、肺结核、高血压、风火赤眼等诸多疾病可起辅助治疗作用。

小贴士

　　虚人便涩或肠燥便秘：《随息居饮食谱》："菠菜，开胸隔，通肠胃，润燥活血，大便涩滞及患痔疮人宜食之。"

　　肝热头昏目眩，或肝阴虚，目昏眼花，可用本品同猪肝煮汤食。

苋菜豆腐羹

　　苋菜 500 克，内酯豆腐 1 盒，香菇 3 个。苋菜去老根摘洗干净，把苋菜切碎备用，香菇切丁开水焯烫备用。炒锅倒油爆香葱花，放入香菇翻炒片刻关火，把香菇倒入砂锅加入适量的清水，煮上 3 分钟后加入苋菜，加入水淀粉搅拌浓稠，最后放入豆腐。

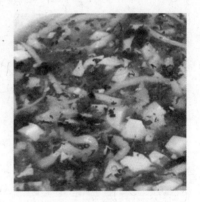

　　【功效】　苋菜味甘，性微寒，归大肠、小肠经。豆腐性凉，味甘，归脾、胃、大肠经，能益气宽中、生津润燥、清热解毒、和脾胃。故苋菜豆腐羹能清热解毒，利尿除湿，通大便。

　　【营养】　苋菜富含各种营养物质。苋菜能维持正常的心肌活动，防止肌肉痉挛。这是因为它所含丰富的铁，可经合成红细胞中的血红蛋白，有携带氧气的功能。苋菜叶富含易被人体吸收的钙质，对牙齿和骨骼的生长可起到促进作用。同时含有丰富的铁、钙和维生素 K，可以促进凝血。苋菜还是减肥餐桌上的主角，常食可以减肥轻身，促进排毒，防止便秘。同时常吃苋菜可增强体质，所含胡萝卜素比茄果类高，有"长寿菜"之称。促进儿童生长发育,苋菜中铁、钙的含量比菠菜高,为鲜蔬菜中的佼佼者。

小贴士

虚人、老人大便涩滞,或肠燥便秘:本品炒熟食用。

痢疾脓血,或湿热腹泻,小便不利,可用本品煎汤食用。《寿亲养老新书》紫苋粥,治产前后赤白痢,用本品以水煎汁,汁煮食。

荠菜枯草汤

鲜荠菜、夏枯草各 50 克,水煎 2 次,每次 400 毫升水,煎 20 分钟,两次混合,取汁,分 2～3 次服用。适用于高血压者。

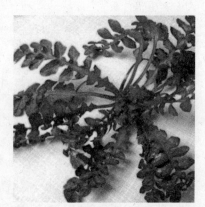

【功效】 荠菜味甘、淡,性凉,归肝、胃、小肠、膀胱经。能凉血止血,清热利尿,清肝明目。

【营养】 荠菜所含的荠菜酸,是有效的止血成分,能缩短出血及凝血时间。荠菜含有乙酰胆碱,谷甾醇等,不仅可以降低血液及肝里胆固醇和甘油三酯的含量,而且还有降血压的作用。荠菜还含有丰富的维生素C,可防止硝酸盐和亚硝酸盐在消化道中转变成致癌物质亚硝胺,可预防胃癌和食管癌。荠菜含有大量的粗纤维,食用后可增强大肠蠕动,促进排泄,从而增进新陈代谢,有助于防治高血压、冠心病、肥胖症、糖尿病、肠癌及痔疮等。荠菜含有丰富的胡萝卜素,因胡萝卜素为维生素 A 原,所以是治疗眼干燥症、夜盲症的良好食物。

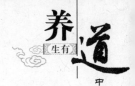

麻疹：荠菜 500 克，加水 500 克，浓煎成 250 克，每周服一次，每次 100 毫克，可预防麻疹。或者鲜荠菜 50～100 克（干的 40～60 克），白茅根 200～250 克。水煎，可代茶长服。

头晕：荠菜花煮鸡蛋，喝汤，吃蛋，荠菜花以农历三月三为最佳。

肝热目昏，眩晕头痛：可用本品绞汁服。

竹笋鲫鱼汤

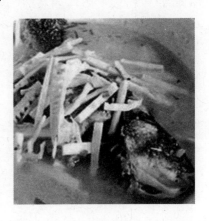

鲜竹笋 500 克、鲫鱼 1 条各适量。洗净煮汤食用。1 日 3 次，随量食用。可益气清热，适用于小儿麻疹、风疹、水痘初起。

【功效】 竹笋味甘、微苦，性寒，归肺、胃、大肠经，能清热化痰、除烦解渴、通利大便。鲫鱼味甘、性平，入脾、胃、大肠经，具有健脾、开胃、益气、利水、通乳、除湿之功效。

【营养】 竹笋含有丰富的蛋白质、氨基酸、脂肪、糖类、钙、磷、铁、胡萝卜素、维生素。竹笋所含维生素和胡萝卜素含量比大白菜含量高一倍多。而竹笋的蛋白质比较优越，人体必需的赖氨酸、色氨酸、苏氨酸、苯丙氨酸，以及在蛋白质代谢过程中占有重要地位的谷氨酸和有维持蛋白质构型作用的胱氨酸，都有一定的含量，为优良的保健蔬菜。食用竹笋不仅能促进肠道蠕动，帮助消化，去积食，防便秘，并有预防大肠癌的功效。竹笋含脂肪、淀粉很少，属天然低脂、低热量食品，是肥胖者减肥的佳品。

枸杞土豆泥

土豆3个，牛奶100毫升，黄油20克，玉米粒150克，佐料适量。土豆去皮洗净切成小块，同枸杞入清水煮熟，用小勺压碎土豆成泥状，加入150毫升牛奶搅匀，加入切成小块的黄油搅拌至黄油完全融化。加入150克玉米粒拌匀后加佐料适量，可健脾滋阴。

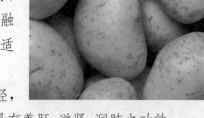

【功效】 土豆味甘，性平，归脾、胃经，能实脾益胃、缓急止痛。枸杞味甘，性平，具有养肝、滋肾、润肺之功效。

【营养】 土豆中含有丰富的膳食纤维，有助促进胃肠蠕动，疏通肠道。土豆具有抗衰老的功效。它含有丰富的维生素 B_1、维生素 B_2、维生素 B_6 和泛酸等B族维生素及大量的优质纤维素，还含有微量元素、氨基酸、蛋白质、脂肪和优质淀粉等营养元素。土豆含有丰富的膳食纤维，有资料表示，其含量与苹果一样多。因此胃肠对土豆的吸收较慢，食用土豆后，停留在肠道中的时间比米饭长得多，所以更具有饱腹感，同时还能帮助带走一些油脂和垃圾，具有一定的通便排毒作用。土豆是一种碱性素菜，有利于体内酸碱平衡，调整体质，长期食用可以转变为碱性易瘦体质。此外，土豆还含有多种维生素以及抗氧化的多酚类成分，能帮助减轻体重。

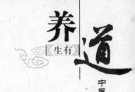

养生有道

中医养生全书

第四章 养生菜肴

小贴士

脾胃虚弱,消化不良:可用本品同猪肉煮食。

胃肠不和,脘腹作痛:可用本品绞汁,加蜂蜜调匀服。用于胃及十二指肠溃疡。

习惯性便秘:土豆适量,捣烂挤汁,每日早、午饭前各服半茶杯,对因慢性病引起的便秘有效。

豆豉鲮鱼茄子煲

茄子300克,豆豉鲮鱼1条,青椒2个,红椒2个,生姜1块,大蒜3瓣,郫县豆瓣1勺,酱油1勺,蚝油1勺,水淀粉2勺。将茄子洗净后切成条,将红椒、青椒切成段,大蒜和生姜切成丁状,香葱切成葱花,鲮鱼切成小块状。油热后将豆瓣炒至香酥,放生姜大蒜米、青椒、红椒炒香,鲮鱼块入锅,翻炒后茄子入锅,调入蚝油,

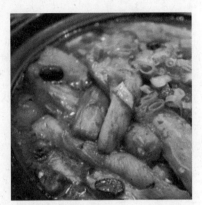

炒至茄子发软,淋入水淀粉,烧至汁水明亮起锅撒上葱花。

【功效】 茄子味甘,性微寒,归胃、大肠经,能清热凉血,利大便。值得注意的是茄子切忌生吃,以免中毒。豆豉和胃、除烦、解腥毒、去寒热。

【营养】 茄子皮里面含有维生素B,维生素B和维生素C是一对很好的搭档,但是煎炸茄子可以使维生素损失量可达50%以上。在茄子的所有吃法中,拌茄泥是最健康的,只需大火蒸熟即可,因此营养损失最少。

73

胃癌：茄子含有龙葵碱，能抑制消化系统肿瘤的增殖，对于防治胃癌有一定效果。

　　降脂，防血栓：茄子含有皂草甙，可促进蛋白质、脂质、核酸的合成，提高供氧能力，改善血液流动，防止血栓，提高免疫力。

蒜拍黄瓜

　　黄瓜200克，花椒油2茶匙。将黄瓜洗净后用刀背拍扁拍碎，再切成小块，这样的处理方法比直接用刀切的更容易吸收调味料，蒜头去皮后拍碎，切成细末，将黄瓜、蒜末、盐、花椒油、辣椒油等搅拌后即可食用。

　　【功效】　黄瓜味甘，性凉，入脾、胃、大肠、膀胱经，能清热止渴、利水消肿。主治烦渴、咽喉肿痛、火眼、火烫伤。脾胃虚弱者不宜生食。

　　【营养】　黄瓜富含蛋白质、糖类、维生素 B_2、维生素C、维生素E、胡萝卜素、烟酸、钙、磷、铁等营养成分，同时黄瓜还含有丙醇二酸、葫芦素及柔软的细纤维等成分，是美容养颜的首选。黄瓜中含有一种维生素C分解酶，而日常生活中，黄瓜生吃的比较多，这个时候它所含的维生素C分解酶保持一定的活性，如果与维生素C含量丰富的食物，如辣椒等同食，黄瓜中的维生素C分解酶就会破坏其他食物的维生素C，虽对人体没有危害，但会降低人体对维生素C的吸收。

　　胸中烦热，口渴喜饮：可以选择生食或者作凉菜食用。

　　水肿及小便不利：黄瓜一根，水醋各半，煮烂，取汁服用。

　　美容除皱：黄瓜榨汁，可饮用也可直接擦面。

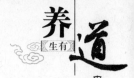

枸杞丝瓜

丝瓜 2 条约 350 克,枸杞 20 克,姜 2 片,鸡精 2 茶匙约 10 克,水淀粉 1 汤匙 15 毫升,盐 1/2 茶匙 3 克,油 1 汤匙 15 毫升。丝瓜洗净,去皮,切成大的滚刀块。姜片改刀切细丝。枸杞清洗干净,加清水浸泡。炒锅入油,烧至七成热时放入姜丝爆香,之后放入切好的丝瓜块和枸杞,并加入 100 毫升清水,焖炒至丝瓜软熟。加入鸡精和盐调味,用水淀粉勾芡,即可盛出。

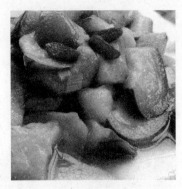

【功效】 丝瓜味甘,性凉,归肺、胃、肝经,能清热、化痰、凉血。枸杞味甘,性平,具有养肝,滋肾,润肺之功效。

【营养】 含蛋白质、脂肪、碳水化合物、钙、磷、铁及维生素 B_1、维生素 C,还有皂甙、木糖胶、丝瓜苦味质、瓜氨酸等。

小贴士

热病发热烦渴,咽喉痛:可绞汁煮沸,加白糖少许调味。

美容养颜:长期食用或用丝瓜液擦脸,能使皮肤光滑细腻,具有抗皱消炎,预防、消除痤疮及黑色素沉着的特殊功效。

奶水不足:丝瓜 2 根,猪蹄 1 只,炖熟后当菜吃。

咸蛋焗南瓜

南瓜 500 克,咸蛋黄 2 个,淀粉 100 克,白糖 1 茶匙。南瓜洗干净后去皮,去掉中心的瓜瓤,然后切成 1 厘米宽 4 厘米长的段,切好的南瓜段放入 1 茶匙盐拌匀,腌制 20 分钟,让南瓜出水,咸鸭蛋取出蛋黄,并用小勺压碎备用。南瓜去水,放入干淀粉充分拌匀,使每一条上都沾有淀粉。锅中放油,5

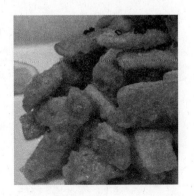

成热时,放入南瓜条慢火炸至颜色变得浅黄,并且变硬后沥干油捞出。另起锅,锅中留少许的底油,放入压碎的咸蛋黄,小火慢慢炒。当咸蛋黄炒出泡沫时再放入炸好的南瓜条,调入 1/2 茶匙盐和白糖,推匀即可出锅。

【功效】 南瓜味甘,性温,归脾、胃经,能补中益气、化痰排脓、驱蛔虫。

【营养】 南瓜富含蛋白质、脂肪、碳水化合物以及微量元素。南瓜含有丰富的胡萝卜素和维生素 C,可以健脾,预防胃炎,防治夜盲症,护肝,使皮肤变得细嫩,并有中和致癌物质的作用。黄色果蔬还富含两种维生素 A 和 D;维生素 A 能保护胃肠黏膜,防止胃炎、胃溃疡等疾患发生;维生素 D 有促进钙、磷两种矿物元素吸收的作用,进而收到壮骨强筋之功效,对于儿童佝偻病、青少年近视、中老年骨质疏松症等常见病有一定预防之效。南瓜可以促进肠胃蠕动,帮助食物消化,同时其中的果胶可以让人免受粗糙食品的刺激,保护我们的胃胶道黏膜。另外,南瓜可以使肝、肾功能得到恢复以及再生的能力,因为南瓜可以消除致癌物质亚硝酸的突变作用。南瓜中含有丰富的锌,参与人体内核酸、蛋白质的合成是肾上腺皮质激素固有成分,为人体生长发育的重要物质。

小贴士

脾虚气弱,或营养不良:南瓜同粳米蒸熟食用,或加生姜、红糖煮食。

肺痈,咳脓痰:南瓜同牛肉同煮,可化痰排脓,并有较好的扶正作用。《岭南草药志》

蛔虫病:空腹细嚼后吞服南瓜子。

紫薯苦瓜圈

苦瓜 1 根,紫薯 2 只,蜂蜜适量。紫薯去皮切小块,苦瓜洗净;紫薯块放保鲜袋里,撒入一点水,高火微波炉转 3 分钟;微波炉转熟的紫薯块用勺子按碎;然后淋入蜂蜜,搅拌均匀成泥。苦瓜洗净去两头,切成两

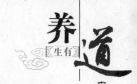

段,用筷子去掉苦瓜瓤。锅中水开后加入少许盐,把苦瓜焯水四五分钟后捞出,焯好的苦瓜用凉水冲凉。往苦瓜里填满紫薯泥,压紧实,切片装盘即可。

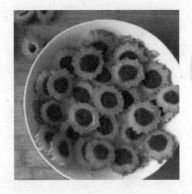

【功效】 苦瓜味苦,性寒,归胃、心、肝经,能清热解暑、明目。

【营养】 每100克苦瓜中,水分占94%,含蛋白质1克、碳水化合物3.7克,能提供71.2千焦的热量。苦瓜含有一种具有抗氧化作用的物质,这种物质可以强化毛细血管,促进血液循环,预防动脉硬化。苦瓜还具有清热解暑、消肿解毒的功效。

小贴士

肝热目赤:苦瓜切片,或与菊花、桑叶配伍泡茶饮用。

降血脂、血压:可单炒食,或者煎汤服。

注意:本品性味苦寒,脾胃虚寒者慎用。

木耳山药炒虾球

黑木耳300克,虾20只,山药1根,红尖椒2个。鲜虾去掉虾头和虾壳,山药去皮、斜切片,小红辣椒切碎,姜切片,鲜虾开背,挑去沙线,加入料酒,再加入淀粉和1/2茶匙盐,抓匀之后腌制10分钟左右。锅中加少许油,烧热后放入姜片爆香,放入山药片炒半分钟,再加入黑木耳炒1分钟,将锅中的食材拨到一边,放入腌好的虾,炒至虾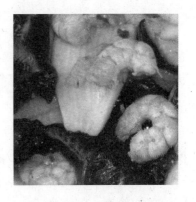

肉变色,加入糖、剩下的盐和鸡精,最后放入小红辣椒,炒匀即可出锅。

【功效】 木耳味甘,性平,归肺、胃、肝经,能润肺养阴、止血。山药味甘,性平,归脾、肺、肾经,能补脾养胃、生津益肺、补肾涩精。

【营养】 黑木耳被营养学家誉为"素中之荤"和"素中之王",每100克干木耳中含铁97.4毫克,它比绿叶蔬菜中含铁量最高的菠菜高出34倍,是动物性食品中含铁量最高的猪肝的22倍,是各种荤素食品中含铁量最多的。黑木耳味甘性平,有凉血、止血作用,主治咯血、吐血、衄血、血痢、崩漏、痔疮出血、便秘带血等,是因其含铁量高,可以及时为人体补充足够的铁质,所以它是一种天然补血食品。

小贴士

阴虚肺燥,干咳无痰,或痰黏量少:可用冰糖炖服,也可以与百合、蜂蜜配伍。

心脑血管疾病:每天食用10～15克黑木耳。

老年人习惯性便秘、胆囊炎、胆结石患者:每天食用1～2次黑木耳,有缓解症状的作用。

注意:黑木耳有活血抗凝的作用,有出血性疾病的人不宜食用,孕妇不宜多吃。

薏米莲子银耳羹

莲子30克,薏苡仁50克,红枣20个,银耳1朵。银耳提前泡发,洗干净,去根,撕成小块。红枣、薏苡仁和莲子洗干净。枸杞泡水。把银耳、薏苡仁、红枣、莲子和枸杞子放入锅中,加上适量的水,武火煮开后文火煮20分钟即可,可滋阴润肺。

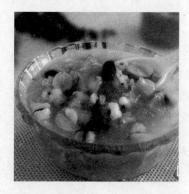

【功效】 银耳味甘,性平,归肺、胃经。银耳具有强精、补肾、润肠之功效。莲子性平,味甘、涩,入心、肺、肾经。具有补脾、益肺、养心、益肾和固肠等作用。

【营养】 银耳中含有蛋白质、脂肪和多种氨基酸、矿物质及肝糖。银耳蛋白质中含有17种氨基酸,人体所必需的氨基酸中的3/4银耳都能提供。银耳还含有多种矿物质,如钙、磷、铁、钾、钠、镁、硫等,其中钙、

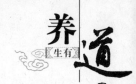

铁的含量很高。银耳富有天然特性胶质，加上它的滋阴作用，长期服用可以润肤，并有祛除脸部黄褐斑、雀斑的功效。银耳是种含膳食纤维的减肥食品，它的膳食纤维可助胃肠蠕动，减少脂肪吸收。

小贴士

　　胃阴不足，咽干口渴，以及大便燥结：可用水炖成糊状，加白糖服。

　　咯血、吐血等多种出血症状：可用银耳炖服，或与地黄、阿胶配伍。

　　虚劳咳嗽：银耳配以沙参、麦冬、百合煎汤服用。

香菇枸杞酿蛋

　　香菇数朵，鹌鹑蛋数个，枸杞 10 克、鸡精、小葱适量。香菇去根，清洗干净，淡盐水中泡 15 分钟以上，底面朝上放在盘子上，在每个香菇里面打一个鹌鹑蛋，放入枸杞适量，上锅蒸 15 分钟左右，把蒸出来的汤，倒在锅中，烧开后放入少许盐，放入酱油和鸡精调味，用水淀粉勾芡，勾芡好的汤汁倒在蒸好的香菇上，撒上切碎的小葱和红椒即可出锅。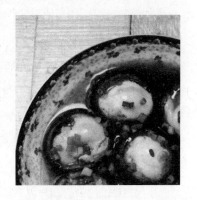

　　【功效】　香菇味甘，性平，归脾、胃经，能补脾胃、益气。枸杞味甘，性平，具有养肝、滋肾、润肺之功效。

　　【营养】　干香菇食用部分占 72%，香菇含丰富的维生素 D，但维生素 C 甚少，又缺乏维生素 A 及 A 原。香菇多糖能提高辅助性 T 细胞的活力而增强人体体液免疫功能。大量实践证明，香菇防治癌症的范围广泛，已用于临床治疗。香菇还含有多种维生素、矿物质，对促进人体新陈代谢，提高机体适应力有很大作用。香菇还对糖尿病、肺结核、传染性肝炎、神经炎等起治疗作用，又可用于消化不良、便秘、减肥等。中国不少古籍中记载香菇"益气不饥,治风破血和益胃助食"。民间用来助痘疮、麻疹的透发,治头痛、头晕。香菇素有"山珍之王"之称,是高蛋白、低脂肪的营养保健食品。

小贴士

脾胃虚弱、食欲减退、少气乏力,或小便频数等:可以煎汤或者炖食、炒菜用。

香菇薏苡仁饭有益气补饥、治风破血、化痰理气等功效,为肝病以及肝癌患者理想的食疗食品。

蘑菇炖仔鸡

蘑菇 200 克,仔鸡半只,红薯粉条 1 把,鸡高汤,大蒜、葱、八角等作料适量。红薯粉条泡软,过凉沥干水分备用,小蘑菇洗净,泡发,泡发的香菇水留着备用。仔鸡斩块,洗净,沥干水分。锅内热油,放蒜粒炸香,炸至金黄,捞出蒜粒备用。锅内的蒜油煸香葱段、姜片、干辣椒、八角。入鸡块炒变色,炒干水分,加入适量料酒去毛腥味,倒入小蘑

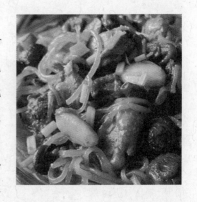

菇翻炒均匀后,倒入热高汤和适量泡发的蘑菇,刚好没过鸡肉为宜。加入适量红烧酱油,上色,加一点糖,烧开,撇去浮沫,再转中火炖至鸡肉滑软,当汁收到一半时,放入之前煸香的蒜粒,放入泡发好的红薯粉条,粉条煮熟后,大火收汁,加盐调味即可出锅。

【功效】 蘑菇味甘,性微温,归脾、胃、肝经,能补脾除湿、缓和拘挛、补虚的作用。鸡肉性平、温,味甘,入脾、胃经,可益气、补精、生髓。

【营养】 蘑菇含蛋白质、脂肪、糖类、多糖类、D-甘露醇、D-山梨醇、纤维素、维生素 B_1、维生素 B_2、维生素 C 和烟酸、钙、磷、铁等;含 18 种氨基酸,包括人体必需的 8 种氨基酸。蘑菇含有抗肿瘤细胞的硒、多糖体等物质,对肿瘤细胞有很强的抑制作用,且具有免疫特性;蘑菇含有的多

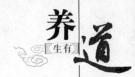

种维生素及矿物质,可以改善人体新陈代谢、增强体质、调节自主神经功能等作用,故可作为体弱病人的营养品,对降低血胆固醇和防治尿道结石也有一定效果,同时对妇女更年期综合征可起调理作用。

小贴士

腰腿疼痛、手足麻木、筋络不通等病症:蘑菇煎汤,或煮食,或与鸡肉、猪肉同用。

✳ 肉品类

○鸡 肉

【功效】 鸡肉性平、温,味甘,入脾、胃经,可温中益气、补精添髓。

【营养】 鸡肉含蛋白质、脂肪、钙、磷、铁、硫胺素、核黄素、烟酸、维生素 A、维生素 C、维生素 E 及胆甾醇等。

冬菇圆肉乌鸡汤

【食材】 乌鸡半只,泡发冬菇 4 朵,桂圆肉约 10 克,红枣两颗(最好去核),枸杞子约 5 克,生姜 3 片。

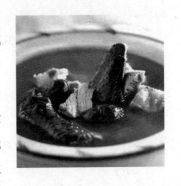

【制法】 将乌鸡洗净,烧开水,放入乌鸡稍余烫后捞出洗净备用;砂锅注冷水,放入余过水的乌鸡和其他所有材料,盖上盖,大火烧开,转小火煮 1.5 小时,关火,调入少许盐即可。

【养生要点】 乌鸡含有人体不可缺少的赖氨酸、蛋氨酸和组氨酸,有相当高的滋补药用价值,特别是富含极高滋补药用价值的黑色素,有滋阴、补肾、养血、添精、益肝、退热、补虚作用,能调节人体免疫功能和抗衰老,自古享有"药鸡"之称。

对产后亏虚、乳汁不足及气血亏虚引起的月经不调、子宫虚寒、行经腹痛、崩漏带下、身体瘦弱等症,均有很好的疗效。乌鸡对老年人所有的虚损性疾病,都有很好的补虚作用。

乌鸡虽是补益佳品,但多食能生痰助火,生热动风,故体肥及邪气亢盛,邪毒未清和患严重皮肤疾病者宜少食或忌食,患严重外感疾患时也不宜食用,同时还应忌辛辣油腻及烟酒等。

姜焖可乐鸡翅

【食材】 鸡翅 350 克,生姜 35 克,可乐 300 克,料酒 10 毫升,醋 5 毫升,生抽 20 毫升,酱汁 5 毫升,老抽 5 毫升,盐 2 克,糖 2 克。

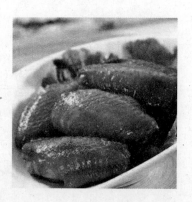

【制法】 鸡翅清洗干净,用叉子在鸡翅的表面扎小孔,让鸡翅更容易入味。加入料酒 10 毫升,白醋 5 毫升,用手抓拌均匀,腌 10 分钟。生姜刮皮,切成姜丝。生抽 20 毫升,老抽 5 毫升,盐 2 克,糖 2 克兑成调味汁备用。不粘锅不用放油,大火烧热后,转中小火,直接把鸡翅表面朝下放进锅里,中小火煎至金黄后,翻面。把鸡翅拨到一边,放进姜丝煸炒至出香味。倒入一罐可乐,倒入刚才调好的调味料,盖上锅盖煮 10 分钟。打开锅盖,大火收汁起锅。

【养生要点】 鸡翅也称"鸡翼"、"大转弯",即鸡的翅膀,鸡翅肉少,皮富胶质,是整只鸡身最为鲜嫩可口的部位之一。又分"鸡膀""膀尖"两种。鸡膀,连接鸡体至鸡翅的第一关节处,肉质较多;膀尖,鸡翅第一关节处至膀尖,骨多肉少。根据需求,还可以分为翅尖、翅中、翅根三部分。鸡肉性平、温、味甘,入脾、胃经,可益气、补精、添髓;用于虚劳瘦弱、中虚食少、泄泻头晕心悸、月经不调、产后乳少、消渴、水肿、小便数频、遗精、耳聋耳鸣等。

当归黄芪炖鸡汤

【食材】 仔鸡 1 只,当归 6 克,黄芪 10 克,枸杞 3 克,作料适量。

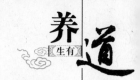

【制法】 将仔鸡洗净,剁成块。将鸡块凉水下锅,倒入料酒,大火进行焯制。同时,在另一煲汤锅内加适量凉水,用中小火加热,然后将所有的鸡块都夹入到汤锅内。放入葱结、姜片、当归、黄芪,大火煮开之后转小火一个小时。将枸杞洗净,放入,继续炖5分钟,调味出锅。

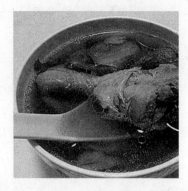

【养生要点】 当归味甘,性辛、温,有补血、活血、调经止痛、润燥滑肠之功效。黄芪有增强机体免疫功能。该汤具有补益气血、补脾益肾之功效。

【附】 鸡 蛋

【功效】 鸡蛋味甘、性平,含蛋白质、脂类、糖类、钙、磷、铁、卵磷脂、核黄素、胆甾醇及各种色素。

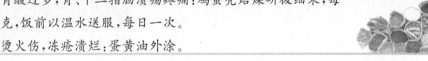

小贴士

胃酸过多,胃、十二指肠溃疡疼痛:鸡蛋壳焙燥研极细末,每次 3 克,饭前以温水送服,每日一次。

烫火伤,冻疮溃烂:蛋黄油外涂。

○鸭 肉

【功效】 鸭肉味甘、咸,性微寒,无毒。有滋补养胃、补肾利水、止热痢、止咳化痰等作用。

【营养】 鸡肉含蛋白质、脂肪、碳水化合物及钙、铁、磷、维生素 B_1、核黄素等。

石斛竹笋老鸭煲

【食材】 石斛 15 克,竹笋 100 克,鸭子半只,火腿数片,老姜 1 块,料酒 1 小杯,盐半茶匙,清水 2 升。

【制法】 石斛洗净,用水浸泡 10 分钟。鸭过沸水后切成块,将焯过水的老鸭块加入盐、生姜块、火腿片、料酒、清水,炖 20 分钟。将炖好的鸭汤与竹笋以及泡好的石斛一同装入煲锅中,煲 1 小时,调味即可。

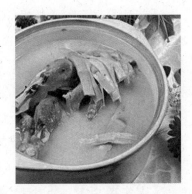

【养生要点】 石斛味甘,性微寒,能养阴清热,益胃生津。石斛老鸭煲可用于热伤津液,低热烦渴,舌红少苔;胃阴不足,口渴咽干,呕逆少食,胃脘隐痛,舌光少苔;肾阴不足,视物昏花。

人参虫草鸭

【食材】 鸭 1 只,人参 10 克,冬虫夏草 10 克,枸杞 5 克,料酒等作料适量。

【制法】 鸭去毛,掏去内脏,洗净放沙锅中,加冬虫夏草、人参及上述调料,水适量,用文火煨熟烂,入枸杞 5 分钟后起锅。

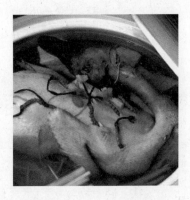

【养生要点】 冬虫夏草性温、味甘,具有补虚损、益精气、止咳化痰、抗癌抗老的功效,还具有抗菌、平喘、强心、降压等作用。人参虫草鸭能补肾益精,益肺平喘,补虚抗衰。

○鹅 肉

【功效】 鹅肉味甘,性平,无毒,有补虚益气、益胃止渴功效。

【营养】 鹅肉含蛋白质,脂肪,维生素 A、维生素 B,烟酸,糖。

沙参玉竹鹅肉汤

【食材】 鹅肉 250 克,北沙参、玉竹各 15 克,山药 30 克。

【制法】 各药材洗净,稍浸泡;鹅肉洗净。先把北沙参、玉竹、山药和生姜放进瓦煲内,加入清水 2 500 毫升,武火煲沸后下鹅肉煲至熟脸。

【养生要点】《本草拾遗》单用鹅肉煮汁饮,治消渴;取鹅肉补脾益胃、止渴。沙参玉竹鹅肉加入北沙参、山药、玉竹等三药,味甘而润,益胃生津;与鹅肉同用,以增强益脾胃、润燥止渴的作用。用于脾阴不足,口干思饮,少食不饥,或便溏腹泻等。

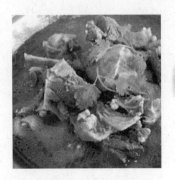

补中益气鹅肉煲

【食材】 鹅1只,黄芪、党参、山药、大枣各30克。

【制法】 各药材洗净,稍浸泡;鹅肉洗净。先把黄芪、党参、山药、大枣和生姜放进瓦煲内,加入清水2 500毫升,武火煲沸后下鹅肉煲至熟烂。

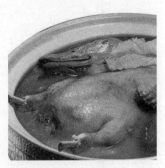

【养生要点】 鹅肉补益脾胃,配黄芪、党参、山药、大枣补中益气。适用于脾胃虚弱、中气不足、倦怠乏力、少食消瘦等。

○羊 肉

【功效】 羊肉味甘,性温,为助元阳、补精血、益虚劳之品。

【营养】 羊肉含蛋白质、脂肪、糖、无机盐、硫胺素、核黄素、烟酸、胆甾醇。

首乌羊肉煲

【食材】 何首乌50克,杜仲15克,羊肉300克,红枣(去核)4枚,生姜2片,食盐适量。

【制法】 杜仲、何首乌、粟米、羊肉、生姜片和红枣用清水洗净。沙锅内加入适量清水,煮至水沸后,放入以上全部食材,用中火煲2小时左右,加入食盐调味出锅。

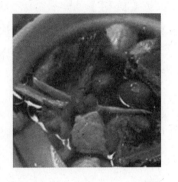

【养生要点】 补肾益精，生发乌发。对血气不足引起的毛发脱落、小便频数、女子月经不调均有疗效。

当归生姜羊肉汤

【食材】 羊肉600克，当归20克，生姜20克，佐料适量。

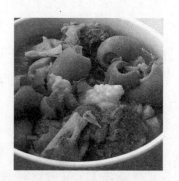

【制法】 当归洗净切片，备用。羊肉剔除筋膜，放入沸水中焯去血水后，过清水洗净，切小块备用。瓦煲加入清水适量，置于火上，用大火煮沸，加入当归片、羊肉块、生姜片、料酒，加盖。用文火煲3~4小时后，撒入精盐，味精调味，即可食用。

【养生要点】 当归生姜羊肉汤主要用于补益气血，温肾补阳。适用于妇女产后气血虚弱，阳虚失温所致的腹痛，同时，此汤还可以治疗血虚乳少、恶露不止等症状。

○猪 肉

【功效】 猪肉味甘，性平，能滋阴、润燥、补血。

【营养】 肥肉主要含脂肪，并含少量蛋白质、磷、钙、铁等；瘦肉主要含蛋白质、脂肪、维生素 B_1、维生素 B_2 及磷、钙、铁等，后者含量较肥肉多。

芪汁冰糖猪蹄

【食材】 黄芪50克，猪蹄2只，冰糖20克，料酒、老抽等佐料适量。

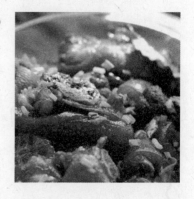

【制法】 黄芪50克煎煮20分钟留汁500毫升备用。猪蹄洗干净剁块，入开水焯，拿出来冲洗干净，入高压锅，放几片姜片，压25分钟左右取出。另外一锅内放油，待五成热时放入姜片和冰糖，倒入芪汁，煮

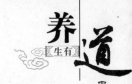

15 分钟。放老抽和料酒,中火将冰糖炒化起泡。放入高压锅焖过的猪蹄,翻炒一阵后倒入开水漫过猪蹄,武火烧开,文火焖至熟透。加入生抽和盐少许,上盖 15 分钟左右,后开锅,武火收汁起锅。

【养生要点】 猪蹄味甘、咸,性平,能"填肾精而健腰脚,滋胃液以滑皮肤,长肌肉可愈漏疡,助血脉能充乳汁,较肉尤补。"但一般多用来催乳,治产后气血不足,乳汁缺乏。单用该品或加黄芪、当归炖熟服食。黄芪有增强机体免疫功能、保肝、利尿、抗衰老、抗应激、降压和较广泛的抗菌作用。

杞菊冬瓜排骨汤

【食材】 排骨 500 克,冬瓜 200 克,枸杞 2 汤匙,干贡菊 10 朵,姜 2 片,料酒等佐料适量。

【制法】 排骨洗净斩块,放入沸水中焯去血水和异味,捞起沥干水。枸杞、干贡菊和冬瓜切片洗净,沥干水分备用。瓦煲内注入适量清水,放入排骨和姜片,加盖武火煮沸,改文火煲 1 小时。放入其他食材拌匀,加盖以文火续煲 30 分钟,加盐调味即成。

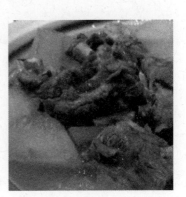

【养生要点】 枸杞有滋补肝肾、益精明目的作用,贡菊则有疏风散热、养肝明目、清凉解毒之功,可治伤风感冒、疔疮肿毒、血压偏高及动脉硬化等症。此汤具有清热降火、清肝明目、补肾益气之效,但不适合体质虚寒者饮用。

✳ 其他类

龙井虾仁

【食材】 虾 1 000 克,龙井茶叶 1 克,佐料适量。

【制法】 茶叶用少许开水泡出香味备用。将河虾去壳,洗净,加入盐、蛋清、干淀粉拌匀腌制 15 分钟。锅中倒油,烧至 3 成热下入虾仁滑油,捞出、沥油备用。锅中留底油,下葱段煸出香味,然后将葱段捞出。倒入虾仁,加鸡精、料酒翻炒均匀,然后倒入泡好的龙井茶汁翻炒均匀即可。

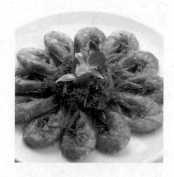

【功效】 虾味甘,性温,能补脾益气、温胃散寒。中医认为,茶叶上可清头目,中可消食滞,下可利小便,具有较好的养生功效。

【营养】 茶叶含蛋白质、脂肪、糖类、钙、磷、铁、维生素 A、维生素 B_1、维生素 B_2、烟酸等。

小贴士

肾虚、腰脚羸弱无力:小茴香 30 克,炒,研末,生虾肉 90～125 克,捣和为丸,蒸煮后黄酒送服,每服 3～6 克,一日 2 次。

天麻鱼头汤

【食材】 鱼头一个、天麻 50 克、食盐、葱、姜、蒜、料酒少许。

【制法】 用清水洗净鱼头,除去鱼鳃内污物并切为两边,天麻洗净切段用清水泡软后沥干水备用。烧红锅,加入油,爆香姜片,放少许料酒,倒入鱼头,煎,去除鱼腥,1～2分钟后取出待用。注清水于炖锅内,先放鱼头于锅底,之后放入天麻,使水没过,隔水炖至水沸时,改用中至慢火,炖1～2个小时,再放入适量食盐便成。

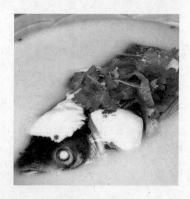

【功效】 鱼头味甘,性温,归脾、胃经,能补脾益气、温胃散寒。天麻味甘,性平,可息风止痉、平抑肝阳、祛风通络。

【营养】 鱼肉含有丰富的蛋白质,脂肪含量较低。鱼肉含有叶酸、维生素 B_2、维生素 B_{12} 等,有滋补健胃、利水消肿、通乳、清热解毒、止嗽下气的功效,对各种水肿、腹胀、少尿、黄疸、乳汁不通皆有效。

✲ 谷豆类

红薯黑米粥

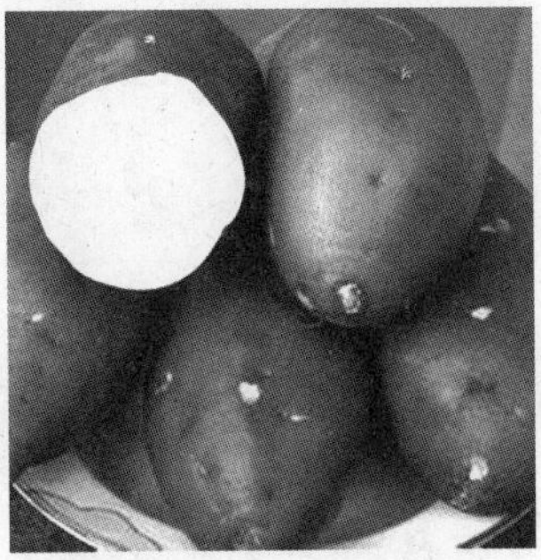

黑米50克，大米100克，红薯1个，莲子20克。红薯去皮洗净后，随意切成块。高压锅中加入5碗水，然后将所有的材料放入锅中，盖上高压锅盖，煮30分钟后加糖即可。

【功效】 红薯味甘，性平，归脾、胃、大肠经，能补脾益胃、通利大便、生津止渴（生用）。黑米性平，味甘，归脾、胃经，具有开胃益中、健脾活血、明目的功效。

【营养】 红薯块根中含有60%～80%的水分，10%～30%的淀粉，5%左右的糖分及少量蛋白质、油脂、纤维素、果胶等，其营养成分除脂肪外，蛋白质、碳水化合物等含量都比大米、面粉高，且红薯中蛋白质组成比较合理，必需氨基酸含量高，特别是粮谷类食品中比较缺乏的赖氨酸在红薯中含量较高。红薯含有独特的生物类黄酮成分，能促使排便通畅，可有效抑制乳腺癌和结肠癌的发生；能提高消化器官的功能，滋补肝肾，也可以有效治疗肝炎和黄疸。红薯蛋白质质量高，可弥补大米、白面中的营养缺失，经常食用可提高人体对主食中营养的利用率，使人身体健康、延年益寿。红薯富含膳食纤维，具有阻止糖分转化脂肪的特殊功能；可以促进胃肠蠕动和防止便秘，用来治疗痔疮和肛裂等，对预防直肠癌和结肠癌也有一定作用。红薯对人体器官黏膜有特殊的保护作用，可抑制胆固醇的沉积、保持血管弹性，防止肝肾中的结缔组织萎缩，防止胶原病的发生。

小贴士

补脾健胃：《本草纲目拾遗》中说，“煮时加生姜一片，调中与姜、枣同功”。可用于脾胃虚弱、少气乏力的患者。

烦热口渴者可生食。

大便不通者，可煮食，或烤食。

百合松仁玉米

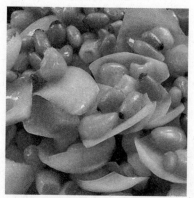

玉米 2 根，松仁 80 克，新鲜百合 2个，蛋白一个。玉米剥成玉米粒，百合剥小片备用。锅内放入适量的水，放入一点点盐，加入玉米粒，水开后小火煮 4 分钟，然后加入百合，煮一分钟，关火倒掉多余的水沥干备用。锅内放入适量的油，烧热后将蛋白放入，用筷子快速搅散，变色后盛出备用。留底油，将松仁倒入锅内，小火慢慢烘至松仁表面金黄，发出香味即可装松仁盛出备用。锅内放入一点点的油，加入玉米和百合，翻炒均匀，调入适量的盐，调入几滴麻油增香，放入蛋白和松仁翻炒均匀即可出锅。

【功效】 玉米味甘，性平，归胃、膀胱经，能健胃和中，利小便。百合味微苦、性微寒，可养阴润肺、清心安神。

【营养】 玉米中含有大量的营养保健物质，所含的谷胱甘肽，是抗癌因子，玉米中还含有的核黄素、维生素等营养物质对预防心脏病、癌症等疾病有很大的作用。玉米中含有大量的植物纤维素能加速排除体内毒素，其中天然维生素 E 则有促进细胞分裂、延缓衰老、降低血清胆醇、防止皮肤病变的功能。所以玉米对治疗青春痘和痘痘肌肤恢复也有一定的作用。玉米富含维生素 C，有长寿、美容作用。玉米胚尖所含的营养物质有增强人体新陈代谢、调整神经系统功能，能起到使皮肤细嫩光滑，抑制、延缓皱纹产生作用，对痘痘肌肤有相应的调节作用。

小贴士

小便不利或水肿：玉米须煎汤服。

黄胆性肝炎：玉米须、茵陈各30克，水煎服。

健胃促消化：本品与粳米同煮粥食用。

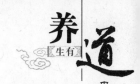
大麦山药粥

大麦 150 克，大米 50 克，山药 200 克，枸杞 10 克，大枣 10 克。将大麦洗净用凉水浸泡两小时后使用，这样煮粥的时候大麦容易烂。浸泡好的大麦、大米淘洗干净后放入锅中，放入山药和大枣，倒入足量的水，武火煮开，文火熬 30 分钟。放入枸杞再煮 5 分钟即可。

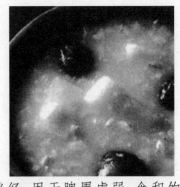

【功效】 大麦味甘，性凉，归脾、胃、膀胱经，用于脾胃虚弱、食积饱满、涨闷等。亦可用于胃与十二指肠溃疡、慢性胃炎等。值得注意的是大麦芽可回乳或减少乳汁分泌，故妇女在怀孕期间和哺乳期内忌食。山药具有补脾养胃、生津益肺、补肾涩精的功效。

【营养】 大麦含碳水化合物 63.4%，蛋白质 10.2%，膳食纤维 9.9%，还含 B 族维生素等。大麦芽主要含两种淀粉酶、转化糖酶。大麦还含麦芽糖、糊精、B 族维生素、磷脂、葡萄糖等。

小贴士

回乳：炒麦芽 100 克，水煎服。一日二次。

消水肿：麦芽 90 克，赤小豆 50 克，煮成稀粥，一日二次。

治肝炎胸闷，食欲不振：大麦芽、茵陈各 30 克，橘皮 15 克，水煎服。

荞麦薏米羹

荞麦 80 克，薏苡仁 50 克，红枣 20 克。红枣去核，其余食材洗净，放入豆浆机中，加入适量水和糖，接通电源选择干豆豆浆，待制备完成即可。

【功效】 荞麦味甘，性凉，归脾、胃、大肠经，能消积下气、健脾除湿。薏苡仁可清热利

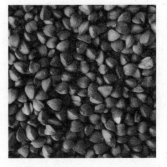

湿、除风湿、利小便、益肺排脓、健脾胃、强筋骨。

【营养】　荞麦富含蛋白质,脂肪含量2.4%,并富有亚油酸等不饱和脂肪酸,其特点是高度稳定,不易氧化。淀粉含量72%左右,纤维素含量1.2%。除含有丰富的钙、磷和铁之外,还含有维生素 B_1、维生素 B_2、烟草酸、柠檬酸、苹果酸、芦丁与维生素 E。能有效辅助治疗胃痛胃胀、消化不良、食欲不振、肠胃积滞、慢性泄泻等病症。同时荞麦能帮助人体代谢葡萄糖,是防治糖尿病的天然食品;而且荞麦秧和叶中含多量芦丁,煮水经常服用可预防高血压引起的脑出血。此外,荞麦所含的纤维素可使人大便恢复正常,并预防各种癌症。

小贴士 ▶

胃肠积滞,胀满或腹痛:可单用本品炒热研末服,或同萝卜煎汤服。

脾虚泻泄:荞麦研末,白糖泡服。

湿热带下:《本草纲目》济生丹记载:荞麦炒焦为末,鸡子白和丸服。

芝麻核桃仁

芝麻60克,核桃仁160克,蜂蜜20克,黄油和糖适量。先把核桃用微波炉高火加热2分钟,取出,加蜂蜜、糖和黄油,搅拌一下,再放微波炉加热1分钟,取出再搅拌均匀,再进微波炉加热3分钟。撒芝麻搅拌一下,冷却后即可食用。

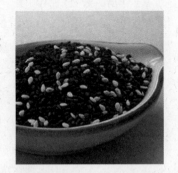

【功效】　黑芝麻味甘,性平,归肝、肾、大肠经,能补肝肾、益精血、润肠燥。核桃仁可补肾温肺、润肠通便。

【营养】　黑芝麻含脂肪油达60%,还含有油酸、亚油酸、棕榈酸、花生酸、维生素 A、维生素 E、叶酸、烟酸、卵磷脂、蛋白质和多量钙、铁、镁等成分。芝麻含有大量的脂肪和蛋白质,还有膳食纤维、卵磷脂、钙、铁、

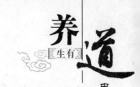

镁等营养成分；芝麻中的亚油酸有调节胆固醇的作用。芝麻中含有丰富的维生素 E，能防止过氧化脂质对皮肤的危害，抵消或中和细胞内有害物质游离基的积聚，可使皮肤白皙润泽，并能防止各种皮肤炎症。芝麻还具有养血的功效，可以治疗皮肤干枯、粗糙，令皮肤细腻光滑、红润光泽。

小贴士

血虚精亏，肠燥便秘：本品煮粥食，或榨取芝麻油服。

脱发：黑芝麻 500 克，干桑叶 60 克，放一起碾碎成末，用蜂蜜调和为丸，每日早晚各吃 1 个，连续服用有效。

黄豆丹参蜜汁

黄豆 1 000 克，丹参 500 克，蜂蜜 250克，冰糖 30 克，黄酒 15 毫升。先将黄豆去杂质洗净，用冷水浸泡 1 小时，捞出，倒入锅内，加水 2 500～3 000 毫升，先用武火烧开，再改用文火煮 3 小时，至黄豆熟烂，约剩浓汁 750 毫升时离火，将豆汁滤出。丹参洗净，水浸 1 小时后加水煎取药汁 2 次，去渣合并滤液。黄豆汁、丹参汁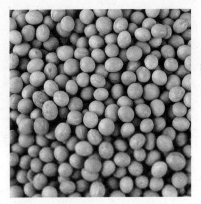倒入盆内，加入蜂蜜和冰糖，隔水蒸约 2 小时，离火，待冷装瓶，收贮。余下的熟黄豆可加精盐、味精、酱油、黄酒、白糖、香葱，制成红烧香酥黄豆食用。可滋阴润燥、补益肝胆、通经活络。适用于慢性肝炎、动脉粥样硬化等病症。

【功效】 黄豆味甘，性平，归脾、胃经，能健脾利湿，解毒。丹参具有祛瘀、生新、活血、调经等效用，为妇科要药。

【营养】 黄豆营养价值很高，富含蛋白质及矿物元素铁、镁、铜、锌、硒等，以及人体 8 种必需氨基酸和天门冬氨酸、卵磷脂、可溶性纤维、谷氨酸和微量胆碱等营养物质。黄豆比其他豆类含有更丰富的营养物质、蛋白质和热量。黄豆中的不饱和脂肪酸和大豆卵磷脂能保持血管弹性并健脑,还能利肝并保持精力充沛。黄豆还有抗癌和防治骨质疏松的功效。黄豆不含胆固醇,并可以降低人体胆固醇,减少动脉硬化的发生,预防心脏病。黄豆中还含有一种抑胰酶的物质,它对糖尿病有一定的疗效。因此,黄豆被营养学家推荐为防治冠心病、高血压、动脉粥样硬化等疾病的理想保健品。黄豆除能补充有关营养素外,由于含铁较多,较易为人体所吸收,所以对儿童生长发育及缺铁性贫血比较有益。

小贴士

脾胃虚弱,气血不足,消瘦萎黄:用本品磨浆,煮沸服。或者与大枣一起磨浆服。

脾虚水肿:配花生、薏苡仁一起磨浆服,或者煮粥食。

绿豆薏米汤

绿豆 20 克,薏苡仁 20 克,冰糖适量。薏苡仁及绿豆洗净后,用清水浸泡隔夜。薏苡仁加水武火煮沸,改用文火煮半小时,再放入绿豆煮至熟烂,根据个人口味,加入冰糖调味即可。

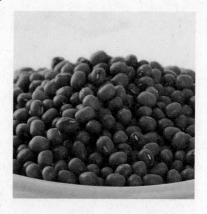

【功效】 绿豆味甘,性凉,归心、胃经,能清热解毒、利小便。薏苡仁可以清热利湿、除风湿、利小便、益肺排脓,健脾胃。

【营养】 绿豆含有蛋白质、脂肪、碳水化合物、维生素等。如与小米共煮粥,则可提高营养价值。绿豆皮中含有 21 种无机元素,磷含量最高。绿豆粉有显著降脂作用,绿豆中含有一种球蛋白和多糖,能促进动物体内胆固醇在肝脏分解成胆酸,加速胆汁中胆盐分泌和降低小肠对胆固醇的吸收。绿豆的有效成分具有抗过敏作用,可辅助治疗荨麻疹等过敏反应。绿豆对葡萄球菌有抑制作用。绿豆中所含蛋白质、磷脂均有兴奋神经,增进食欲的功能。绿豆含丰富胰蛋白酶抑制剂,可以保护肝脏,减少蛋白分解,减少氮质血症,因而保护肾脏。

小贴士

解酒:取50克绿豆,10克甘草,加适量红糖煎服,可醒酒。

痈肿疮毒:《普济方》中记载,绿豆配伍大黄末,佐以薄荷汁、蜂蜜调敷患处以解毒消肿。

暑热烦渴:《景岳全书》中记载,绿豆饮可以清热消暑,除烦止渴,通利小便。

痘疮及麻疹:《世医得效方》记载,绿豆同赤小豆、黑豆、甘草同用,可以预防痘疮及麻疹。

陈皮赤豆沙

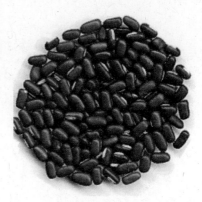

赤豆1碗,莲子半杯,陈皮6克,蜂蜜2茶匙。提前一个晚上将红豆泡上,将莲子和陈皮泡上半个小时。泡好的陈皮去掉里面的薄膜后剪成小细丝,将准备好的红豆、莲子和陈皮一起放入锅中加水3杯,武火煮沸后文火煮30分钟。盛入碗中,稍凉时放入蜂蜜即可食用。

【功效】　赤豆味甘,性平,归脾、大肠、小肠经,能健脾利湿、散淤血、解毒。可用于治疗水肿胀满、脚气水肿等。陈皮可以理气健脾、燥湿化痰。

【营养】　赤豆富含淀粉,因此又被人们称为"饭豆",它具有"生津液、利小便、消胀、除肿、止吐"的功能,被李时珍称为"心之谷"。赤豆是人们生活中不可缺少的高营养、多功能的杂粮。

小贴士

　　水肿以及肥胖症患者：可配合乌鱼、鲤鱼或黄母鸡同食，消肿效果更好。

　　下乳：可用赤小豆煎汤喝或煮粥食用。

　　肠痈：用赤小豆配蒲公英、薏苡仁、甘草煎汤服。

　　痢疾：赤小豆配伍马齿苋，加醋煎汤服。

莲子龟苓膏

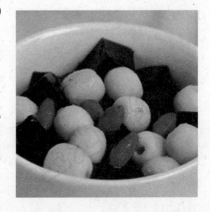

　　龟苓膏粉 20 克，莲子 50 克，枸杞 10 克，蜂蜜 1 茶匙。龟苓膏粉加水 50 毫升，搅拌成浓稠状。锅中放 400 毫升水，水开后倒入预先搅拌好的浓稠龟苓膏，改为文火，快速搅拌均匀，关火，龟苓膏倒入碗中，放室温晾凉后移入冰箱冷藏，拿出用刀子将龟苓膏划开成小块。莲子提前煮熟，把龟苓膏放碗里面，加上莲子和浸泡好的枸杞，淋上蜂蜜即可食用。

　　【功效】　莲子味甘、涩，性平，归脾、肾、心经，能补脾益胃、涩肠固精、养心安神。用于心烦失眠、脾虚久泻、大便溏泄、久痢、腰疼、男子遗精、妇人赤白带下。还可预防早产、流产、孕妇腰酸。

　　【营养】　莲子含有丰富的蛋白质、脂肪和碳水化合物。莲子中的钙、磷和钾含量非常丰富，除可以构成骨骼和牙齿的成分外，还有促进凝血，使某些酶活化，维持神经传导性，镇静神经，维持肌肉的伸缩性和心跳的节律等作用。丰富的磷还是细胞核蛋白的主要组成部分，帮助机体进行蛋白质、脂肪、糖类代谢，并维持酸碱平衡，对精子的形成也有重要作用。莲子有养心安神的功效。中老年人特别是脑力劳动者经常食用，可以健脑，增强记忆力，提高工作效率并能预防老年性痴呆的发生。莲子心味道极苦，却有显著的强心作用，能扩张外周血管，降低血压。莲心

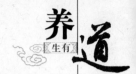

还有很好的去心火的功效，治疗口舌生疮，利于睡眠。莲子有益心补肾、健脾止泻、固精安神的作用。

小贴士

　　心失所养、虚烦不眠：可食新鲜莲子，以麦冬煎汤送下。也可以配伍百合、麦冬煎汤煮粥。

　　脾虚带下、小便白浊：可用本品同芡实、金樱子配伍使用。

　　补虚利湿：可用莲子加工成莲肉糕（莲子肉、糯米或大米各200克，炒香，茯苓100克，去皮，共研为细末，白糖适量，一同搅匀，加水使之成泥状，蒸熟，待冷后压平切块即成）。

主要参考文献

［1］倪世美，金国梁主编. 中医食疗学. 北京：中国中医药出版社，2004

［2］孟景春，姜帷、鞠兴荣. 饮食养生. 南京：江苏科学技术出版社，1994

［3］路新国，鞠兴荣编著. 中医饮食保健学. 上海：上海科学技术出版社，1992

［4］孙溥泉，邱忠堂，孙济发编. 常见药用食物. 西安：陕西科学技术出版社，1982

［5］孟景春，姜帷，菊兴荣编. 饮食养生. 南京：江苏科学技术出版社，1994